汉竹编著·健康爱家系列

承泣

孔最

涌泉

三阴交

人体大药房：

150个

保健穴位

刘乃刚 主编

芳官

阴陵泉

U0336243

风池

足三里

四神聪

承山

百会

汉竹图书微博
http://weibo.com/hanzhutushu

江苏凤凰科学技术出版社
全国百佳图书出版单位

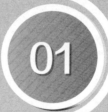

分类编排，更加符合大众对保健养生、祛病强身等多方面需求。

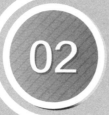

精准定位，每个穴位给出国家标准位置。

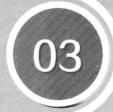

给出更为便捷的取穴方法，有助你更快找到穴位。

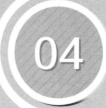

贴心提醒，让你清楚地知道每个穴位的按摩力度、按摩时间以及与其他穴位如何配伍。

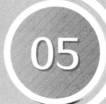

一穴多用，让你在按摩之余学到更多穴位保健方法，更好地进行养生。

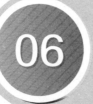

扫码看视频，跟专家轻松学取穴方法。

导读 »

穴位按摩在我国传统医学领域经盛不衰，是古人医学智慧的结晶，对于现代人们的健康，仍然起着不容忽视的作用。它以人体穴位的中医理论为基础，可以疏通经络、平衡阴阳、防病强身，而且简单易学，能随时随地进行。

本书精心提炼了人体 150 个有保健功效的穴位，按常见病症对应穴位、不同人群的日常保健穴位、改善亚健康的穴位一一进行分类介绍，让你在空闲之余按照本书按一按、揉一揉，就能改善自己和家人的健康。

本书介绍的每个穴位，不仅配有准确的骨骼定位图，还有真人演示图，让位置更加清晰、准确，再配以独特的"快速取穴"指导，让你轻松找准穴位。

主　编：刘乃刚

副主编：刘　畅　张建伟　严　洪

编　委：王鹰雷　唐学章　胥荣东　王　旭　李　辉

　　　　史榕荇　杨　帆　张永旺　刘卫东　黄煜升

　　　　陈　剑　贾云芳　丁海涛

12 个保健穴，关键时刻快速应对！

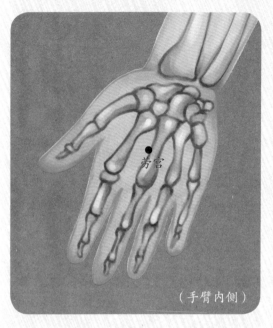

（手臂内侧）

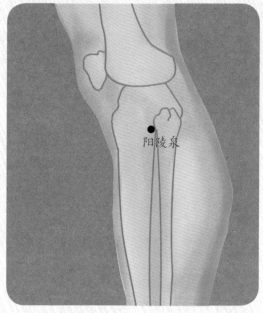

劳宫——辅助降血压

劳宫是治疗人体心脏疾病的主要穴位之一，有清心泻火的作用，主要治疗心火亢盛引起的疾病，如精神烦躁、心痛、口舌生疮、口臭等。

精准定位： 在掌区，横平第 3 掌指关节近端，第 2、3 掌骨之间偏于第 3 掌骨。

快速取穴： 握拳屈指，中指指尖所指掌心处，按压有酸痛感处即是。

按摩： 以一只手拇指反复按压另一只手劳宫，可辅助降血压。

艾灸： 用艾条温和灸 5~20 分钟，可缓解体倦乏力，心悸怔忡。

刮痧： 从手指近端向远端刮拭 3~5 分钟，可缓解癫狂、鹅掌风。

刺血： 用三棱针点刺放血 1~2 毫升，可缓解中暑昏迷。

阳陵泉——改善下肢无力

阳陵泉归属于胆经，多数胆腑病症，可取阳陵泉穴来辅助治疗。此外，阳陵泉还有舒筋、壮筋、通络的作用，是治疗下肢疾病的要穴，如下肢痿弱无力、膝关节疼痛等。

精准定位： 在小腿外侧，腓骨头前下方凹陷中。

快速取穴： 屈膝 90°，膝关节外下方，腓骨头前下方凹陷处即是。

按摩： 用拇指指腹按揉阳陵泉 5~10 分钟，可有效缓解下肢无力的症状。

艾灸： 用艾条温和灸 5~20 分钟，可缓解膝痛、下肢痹痛、呕吐。

拔罐： 用火罐留罐 5~10 分钟，可缓解膝痛、下肢痹痛、头痛。

刮痧： 从上向下刮拭 3~5 分钟，可缓解头痛、黄疸、疟疾、水肿等疾病。

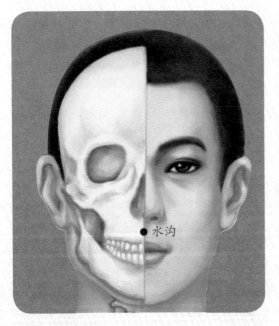

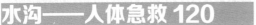

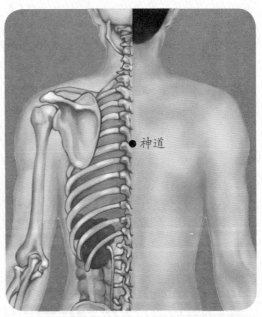

水沟——人体急救 120

人事不省之际，可迅速按压水沟，这是因为刺激水沟可以升高血压，而在紧要关头升高血压可以保证机体各个重要脏器的血液供应，维持生命活力。

精准定位： 在面部，人中沟上 1/3 与中 1/3 交点处。

快速取穴： 仰卧，面部人中沟上 1/3 处即是。

按摩： 遇到有人中暑时，用拇指按压患者的水沟，每分钟按压 20 次，每次持续 1 秒。

刺血： 用三棱针点刺水沟出血 2~3 滴。

妙招： 休克、晕厥、窒息、中暑等疾病突然发作时，可以用拇指指尖掐按水沟，用力宜大，以患者苏醒为度。

神道——缓解心绞痛

神道位于脊背上部，属于督脉，与体内的心肺相邻，可补益心气，宁神止痛，辅助治疗心痛、失眠、咳喘等病症，还可以调节心肺功能。

精准定位： 在脊柱区，第 5 胸椎棘突下凹陷中，后正中线上。

快速取穴： 两侧肩胛下角连线与后正中线相交处向上推 2 个椎休，下缘凹陷处即是。

按摩： 用拇指指腹按压神道，可缓解心脏供血不足，从而缓解心绞痛。

艾灸： 用艾条温和灸 5~20 分钟，可缓解心悸、心痛。

拔罐： 用火罐留罐 5~10 分钟，可缓解失眠、健忘、心痛。

刮痧： 从中间向外侧刮拭 3~5 分钟，可缓解心绞痛、肩背痛。

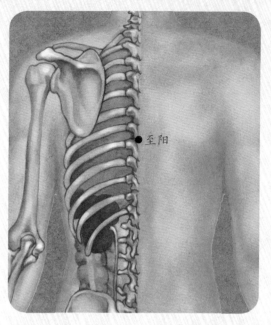

至阳

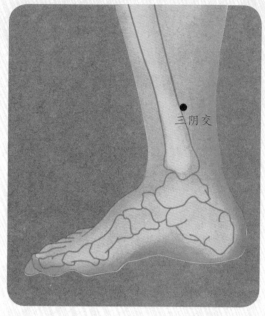

三阴交

至阳——急性胃痛就按它

至阳具有壮阳益气的功效，主要用于治疗胸胁胀痛、胃痉挛、腰脊疼痛、咳嗽等。

精准定位： 在脊柱区，第7胸椎棘突下凹陷中，后正中线上。

快速取穴： 两侧肩胛下角连线与后正中线相交处椎体，下缘凹陷处即是。

按摩： 针对胃痉挛等急性胃痛，可用拇指指腹按揉至阳两三分钟。

艾灸： 用艾条温和灸5~20分钟，可缓解心悸、心律不齐。

拔罐： 用火罐留罐5~10分钟，或连续走罐5分钟，可缓解背痛。

刮痧： 用面刮法由内向外刮拭30~50次，可缓解腰脊疼痛。

三阴交——缓解痛经

三阴交是妇科主穴，对妇科疾病有很好的辅助治疗效果，如痛经、月经不调、带下、不孕、产后恶露不尽等，多可以通过按摩三阴交穴来缓解。

精准定位： 在小腿内侧，内踝尖上3寸，胫骨内侧缘后际。

快速取穴： 正坐或仰卧，胫骨内侧面后缘，内踝尖向上4横指。

按摩： 用拇指指尖垂直按压三阴交3~5分钟，可缓解痛经。

艾灸： 用艾条温和灸5~20分钟，可缓解痛经、疝气、水肿等。

拔罐： 用火罐留罐5~10分钟，可缓解下肢疼痛。

妙招： 晚间用玫瑰花水泡脚，水面没过三阴交，对改善痛经有明显效果。

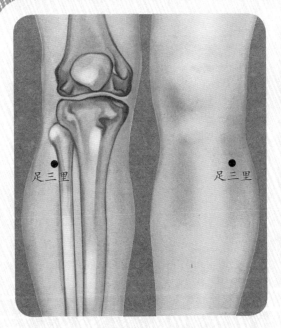

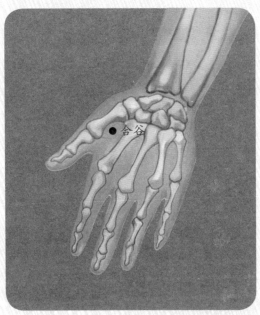

足三里——天然营养补品

足三里是诸多经穴中具有养生保健价值的重要穴位之一。此穴对循环、消化、呼吸、免疫等各系统疾病的恢复都有积极作用，但以治疗消化系统疾病疗效较为显著。

精准定位： 在小腿外侧，犊鼻下 3 寸，犊鼻与解溪连线上。

快速取穴： 站位弯腰，同侧手虎口围住髌骨上外缘，余四指向下，中指指尖处即是。

按摩： 用拇指按压足三里，每次按压 5~10 分钟，可改善胃肠功能。

艾灸： 用艾条温和灸 5~20 分钟，可补气培元，还可缓解胃痛、下肢痹痛。

拔罐： 用火罐留罐 5~10 分钟，可缓解腰腿酸痛、胃痛。

刮痧： 从上向下刮拭 3~5 分钟，可缓解胃痛、下肢痹痛。

合谷——消炎镇痛

合谷是人体六大养生要穴之一。本穴有解表退热、理气止痛、活血调肠、调理汗液的作用，善于调理大肠经的病变，可以补虚泻实，辅助治疗胃痛、腹痛、肠炎、痢疾、便秘等。

精准定位： 在手背，第 2 掌骨桡侧的中点处。

快速取穴： 右手拇指、食指张开呈 90°，左手拇指指间关节横纹压在右手虎口上，指尖点到处即是。

按摩： 用拇指指腹按压合谷，对胃肠疾病有很好的消炎镇痛效果。

艾灸： 用艾条温和灸 5~20 分钟，可缓解急性腹痛、头痛。

刮痧： 用平刮法刮拭 30~50 次，可缓解胃痛、腹痛。

刺血： 用三棱针点刺放血 1~2 毫升，可缓解痔疮或便血。

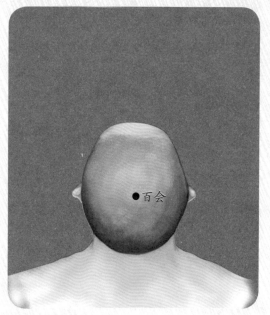

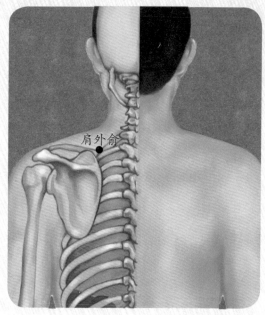

百会——长寿保健穴

百会既是长寿穴又是保健穴。它位居头顶部，不仅对于调节机体的阴阳平衡起着重要作用，还是调节大脑功能的要穴，常用于头晕头痛、失眠、神经衰弱等疾病的治疗。

精准定位： 在头部，前发际正中直上 5 寸。

快速取穴： 正坐，两耳尖与头正中线相交处，按压有凹陷处即是。

按摩： 用拇指按摩百会，顺时针、逆时针各 50 圈，可开慧增智、益寿延年。

刮痧： 用角刮法刮拭 3~5 分钟，对头晕、头痛有效。

妙招： 平时多用手轻叩头部，尤其是百会，能起到益寿延年的作用。

肩外俞——通络止痛

平时肩颈酸痛、颈项强急、颈项僵硬可以按摩肩外俞，能够祛风止痛、疏通经络。

精准定位： 在脊柱区，第 1 胸椎棘突下，后正中线旁开 3 寸。

快速取穴： 后颈部最突起椎体往下数一个椎骨的棘突下，旁开 4 横指处即是。

按摩： 按揉肩外俞 3~5 分钟，可缓解肩背疼痛、颈项强急等肩背颈项疾病。

艾灸： 温和灸 5~20 分钟，可缓解咳嗽、气喘。

拔罐： 用火罐留罐 5~10 分钟或上下走罐 5 分钟，用于缓解颈项强痛。

刮痧： 从上向下刮拭 3~5 分钟，可缓解肩背痛、视物不明。

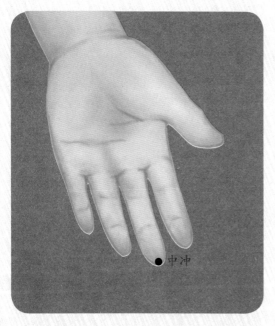

● 中冲

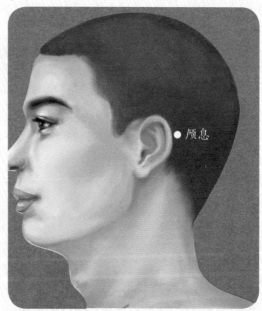

● 颅息

中冲——缓解中风昏迷

中冲是管理心脏的要穴之一，用指尖掐或者点刺放血可以缓解中暑导致的晕厥，也可以改善中风后遗症。

精准定位： 在手指，中指末端最高点。

快速取穴： 俯掌，在中指尖端的中央取穴。

按摩： 用拇指指尖掐按中冲，可缓解热病、中风昏迷。

艾灸： 用艾条温和灸 5~20 分钟，可缓解心悸。

颅息——缓解耳鸣、偏头痛

颅息可以缓解偏头痛、耳鸣，对小儿惊厥、呕吐、泄泻也有一定疗效。日常有偏头痛、耳鸣等症状者，不妨常按。

精准定位： 在头部，角孙至翳风沿耳轮弧形连线的上 1/3 与下 2/3 交点处。

快速取穴： 翳风和角孙之间沿耳轮后缘作弧线连线，连线上、中 1/3 交点处。

按摩： 按揉颅息 200 次，可缓解偏头痛、耳鸣。

艾灸： 用艾条温和灸 5~20 分钟，可缓解呕吐、泄泻。

刮痧： 从上向下刮拭 3~5 分钟，可缓解牙痛。

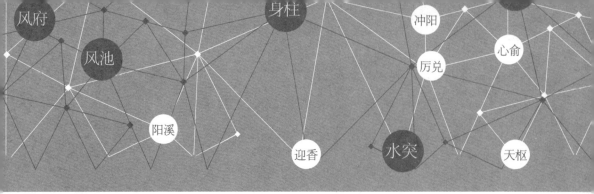

目录

环跳　足三里　心俞

曲池　定喘　血海

极泉　太阳　胆俞　通里

第三章
不同人群适用的保健穴 ·············· 65

环跳　曲池　极泉　太阳　足三里　心俞　定喘　胆俞　三阴交　血海　通里

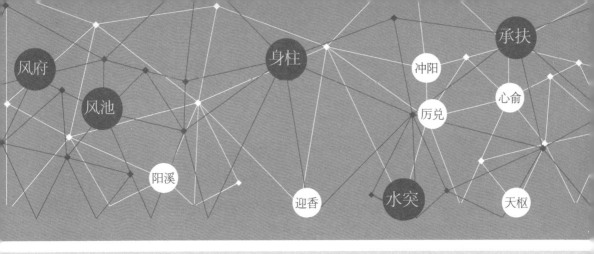

第四章

保健穴改善亚健康，舒畅身心 137

环跳　曲池　极泉　太阳　足三里　心俞　定喘　血海　三阴交　胆俞　通里

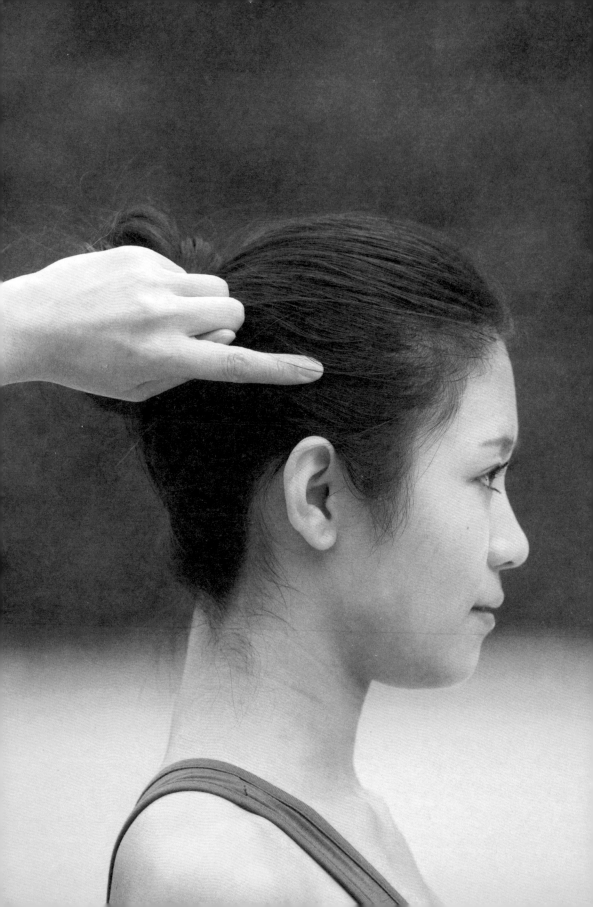

第一章
常用取穴定位法及按摩方法

人体穴位繁多复杂，想要一一记住每个穴位的位置，对于非专业人士而言比较困难。因此，本章给出了简便的取穴方法，帮助想要学习穴位位置的读者更好地取穴定位。

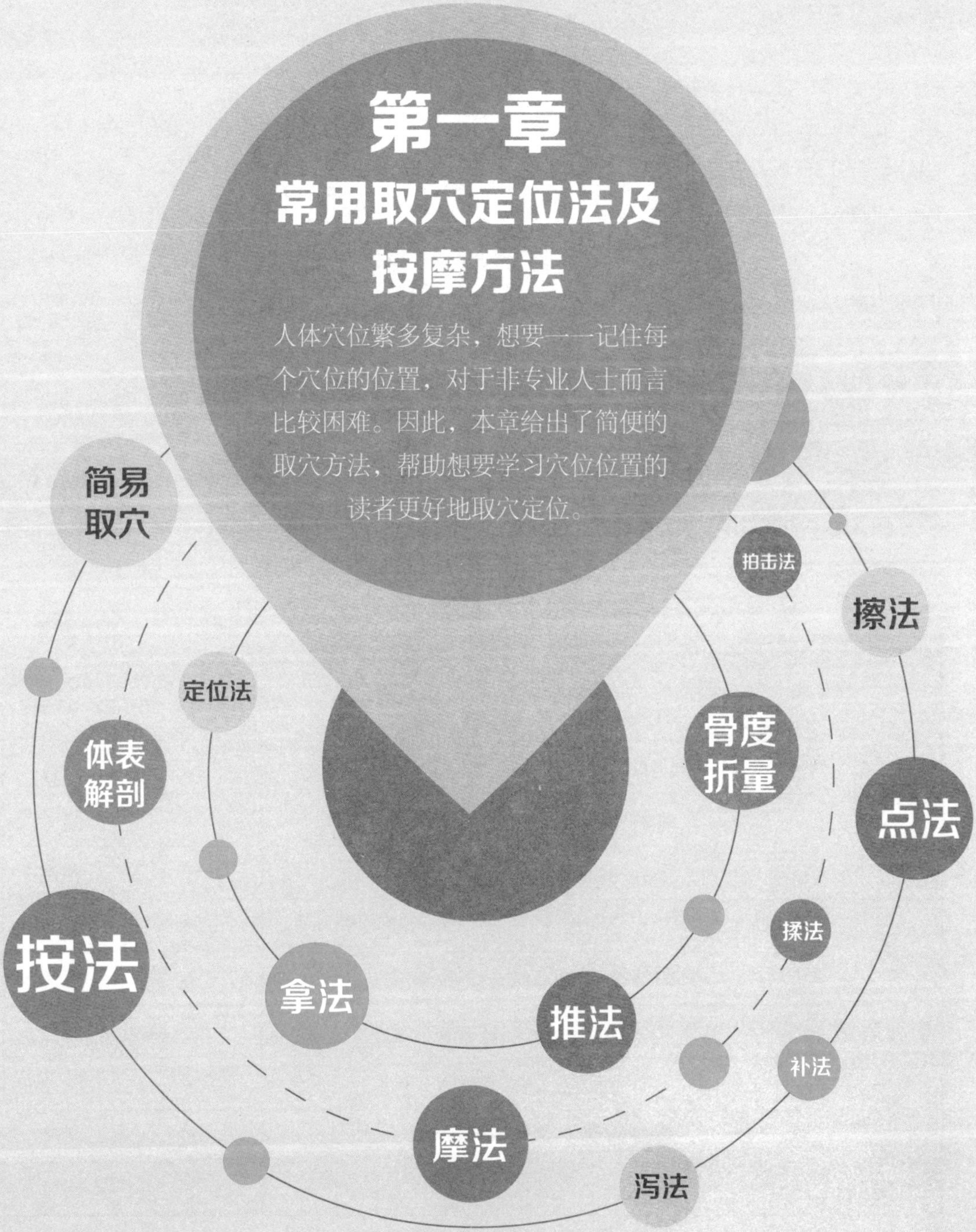

简易取穴

拍击法

擦法

定位法

体表解剖

骨度折量

点法

按法

拿法

揉法

推法

补法

摩法

泻法

体表解剖标志定位法

　　体表解剖标志定位法以体表解剖学的各种体表标志为依据来确定穴位，可分为固定标志和活动标志两种。

　　固定标志：指各部位由骨节和肌肉所形成的突起、凹陷及五官轮廓、发际、指（趾）甲、乳头、脐窝等作为取穴标志。如两眉间取印堂，两乳头间取膻中，腓骨头（位于小腿外侧部）前下方凹陷处取阳陵泉。

　　活动标志：指各部位的关节、肌腱、肌肉、皮肤在活动过程中出现的空隙、凹陷、皱纹、尖端等。如屈肘时在肘横纹外侧端凹陷处取曲池，张口时在耳屏与下颌关节之间的凹陷处取听宫。

"骨度"折量定位法

　　"骨度"折量定位法是指将全身各部位以骨节为主要标志规定其长短，并依其比例折算作为定穴的标准。按照此种方法，不论男女、老少、高矮、胖瘦，折量的分寸都是一样的，从而很好地解决了在不同人身上定穴的难题。

部位	起止点	骨度（寸）	度量
头面部	前发际正中至后发际正中	12	直寸
	眉间（印堂）至前发际正中	3	直寸
	两额角发际（头维）之间	9	横寸
	耳后两乳突（完骨）之间	9	横寸
胸腹胁部	胸骨上窝（天突）至剑胸结合中点（歧骨）	9	直寸
	剑胸结合中点（歧骨）至脐中	8	直寸
	脐中至耻骨联合上缘（曲骨）	5	直寸
	两乳头之间	8	横寸
	两肩胛骨喙突内侧缘之间	12	横寸
背腰部	肩胛骨内侧缘至后正中线	3	横寸
上肢部	腋前、后纹头至肘横纹（平尺骨鹰嘴）	9	直寸
	肘横纹（平尺骨鹰嘴）至腕掌（背）侧远端横纹	12	直寸

（续表）

部位	起止点	骨度（寸）	度量
下肢部	耻骨联合上缘至髌底	18	直寸
	髌底至髌尖	2	直寸
	髌尖（膝中）至内踝尖 15 寸，胫骨内侧髁下方（阴陵泉穴）至内踝尖为 13 寸	15	直寸
	股骨大转子至腘横纹（平髌尖）	19	直寸
	臀沟至腘横纹	14	直寸
	腘横纹（平髌尖）至外踝尖	16	直寸
	内踝尖至足底	3	直寸

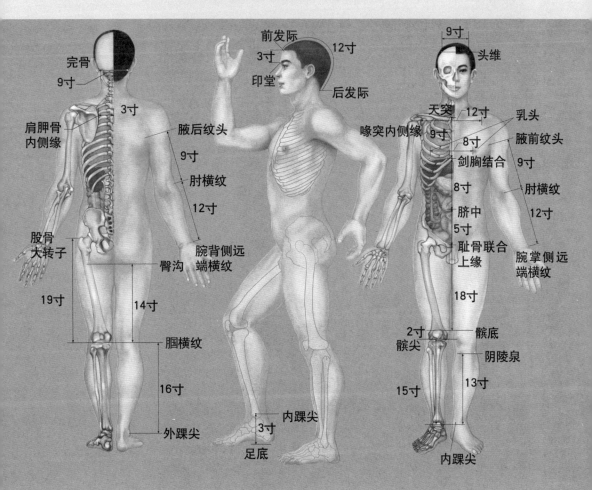

手指同身寸定位法

"手指同身寸"定位法是一种简易的取穴方法，即依照被取穴者本人手指的长度和宽度为标准来取穴。

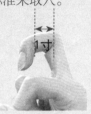

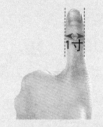

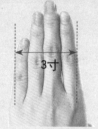

中指同身寸，以被取穴者中指中节屈曲时内侧两端纹头之间距离为1寸。此法可用于腰背部和四肢等部位。

拇指同身寸，以被取穴者拇指指间关节的横向宽度为1寸。此法常用于四肢部位。

横指同身寸，又称一夫法，将被取穴者的食指、中指、无名指、小指并拢，以中指中节横纹处为标准，四指的宽度为3寸。

简易取穴法

简易取穴法是临床上常用的一种简便易行的取穴法，虽然不适用所有的穴位，但是操作方便，容易记忆。

风市
大腿外侧中线

风市：直立垂手，手掌并拢伸直，中指指尖处即是。

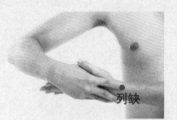

列缺

列缺：两手虎口相交，一只手食指压另一只手桡骨茎突上，食指尖到达处即是。

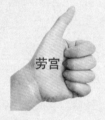

劳宫

劳宫：握拳，中指指尖压在掌心的第一横纹处即是。

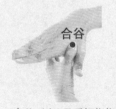

合谷

合谷：以一只手拇指指间横纹对准另一只手拇指、食指之间的指蹼，指尖点到处即是。

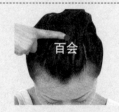

百会

百会：两耳尖与头正中线相交处，按压有凹陷处即是。

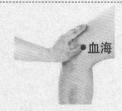

血海

血海：屈膝90°，手掌伏于膝盖上，拇指与其他四指成45°，拇指指尖处即是。

9 种按摩手法

一学就会的按摩手法

点法

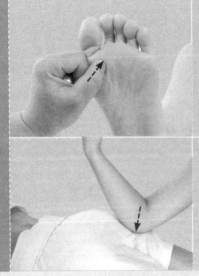

指点法：手握空拳，拇指伸直紧贴食指，以拇指指端着力于施术部位或穴位，持续点压。力量由轻到重，达最大力时停留，并重复。

肘点法：用肘尖着力于施术部位或穴位上。通过上半身的重力，进行持续点压。

按法

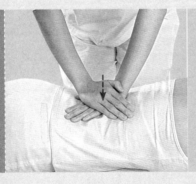

分指按和掌按两种。用手指或手掌面着力于施术部位或穴位上，做垂直的按压，停留片刻，然后慢慢松开，再做重复按压。动作要平稳，不可用力过猛或突然用力。骨质疏松者不宜使用按法。

摩法

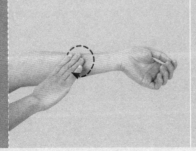

以手指或手掌在皮肤上做回旋性摩动，称为摩法。其中以指面摩动的称指摩法，用掌面摩动的称掌摩法。

推法

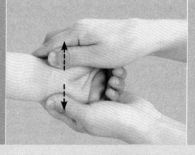

以手指或手掌贴紧皮肤，然后以按而送之的按摩方法做直线推动。动作不宜过快过猛，撒手时动作宜缓如抽丝。

拿法

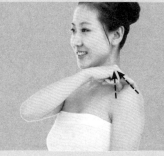

用拇指与食指、中指相对应或拇指与其余四指相对应，捏住某一部位或穴位，逐渐合力内收，并做持续性的上提动作。

擦法

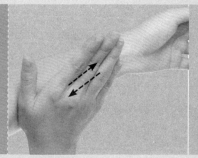

用手掌紧贴皮肤，并稍用力下压，做上下或左右的来回直线运动，擦时可以用掌擦，也可以用大鱼际、小鱼际擦。

揉法

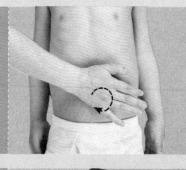

用手指或手掌在人体局部组织做轻柔、和缓的回旋揉动。揉法可促进肌肉和皮下脂肪的新陈代谢。

拍击法

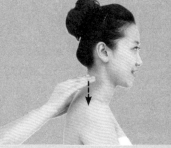

可单手或双手轻轻拍击体表经络或穴位，以促进血液循环、舒展筋骨，还可快速缓解疲劳。

按摩轻重有讲究

因患者的个体情况不同，按摩力度与频率要有所差异。

①补法：一般当身体衰弱或疾病较轻微时，按摩的力度和频率应稍微轻柔、舒缓些，这在中医中称为"补法"，即以补益、调理、保健为主，来促进机体恢复。在用补法进行按摩时，动作不宜过快过猛。

②泻法：当患者自身较为强壮或病情严重时，按摩的力度和频率则需激烈、急切些，这在中医中称为"泻法"。此时大多以驱邪、镇痛、治疗为主，以抑制疾病的发作。

哪些情况不能按摩

不可忽略的细节

按摩前，施术者必须先洗净双手，以保持手指的清洁和温暖；指甲应修磨圆钝，并解除有碍按摩的物品（如戒指），以免损伤皮肤。按摩时的室内温度要适宜，一般在20~25℃为宜，以免患者受寒着凉，引发疾病。

按摩时，可根据按摩时间的不同，选择不同手法及经络路线。例如，清晨按摩，主要是唤醒机体组织，刺激的力度可稍稍轻微一些，选择穴位的范围可小一些；而晚间按摩，则要促进体内代谢产物的排泄，让疲劳的肌肉得到恢复，刺激的力度可稍重一些，选择穴位的范围可扩大一些。

按摩时，手法一般应轻柔舒适，切不可粗暴。特别是眼睛周围部位，只要给以轻轻触压即可；皮肤松弛者，可采取轻轻拍击的手法。按摩时，以皮肤微热为标准；为了增强皮肤的润滑度，可在局部涂抹些按摩霜或油脂，以促进按摩效果或吸收按摩所产生的热量，防止因温度过高给皮肤造成伤害。

以下情形不宜按摩

有急性传染病、慢性传染病，如麻疹、结核病、脊髓灰质炎等。

有骨科疾病，如骨折、关节脱位、骨肿瘤等。

有严重心脏、肝脏、肾脏疾病的患者。

患有恶性肿瘤、严重贫血，或久病体弱、极度虚弱的患者。

患血小板减少性紫癜，或过敏性紫癜、血友病的患者。

患较大面积的皮肤疾病，或溃疡性皮炎的患者。

女性在月经期、妊娠期，腹部、腰骶部不可随意按压。

剧烈运动后、饮酒后、高热时不宜按摩。

01 > 按摩是中医的一种绿色疗法，简便易行，效果明显。

02 > 现代人的生活节奏快、压力大、工作忙，难免会生病。平时揉一揉，按一按，可缓解症状。

03 > 每一种常见病、多发病的保健穴位，均配有快速取穴和按摩方法，让你在家就能保健按摩。

04 > "名中医说"更好地帮助你学习中医按摩，了解更多防治疾病的方法。

第二章
常见病对症按摩

日常生活里总有些小病小痛，虽不严重但也烦人，本章教你一些对应日常病痛的按摩方法，让你轻松度过每一天。

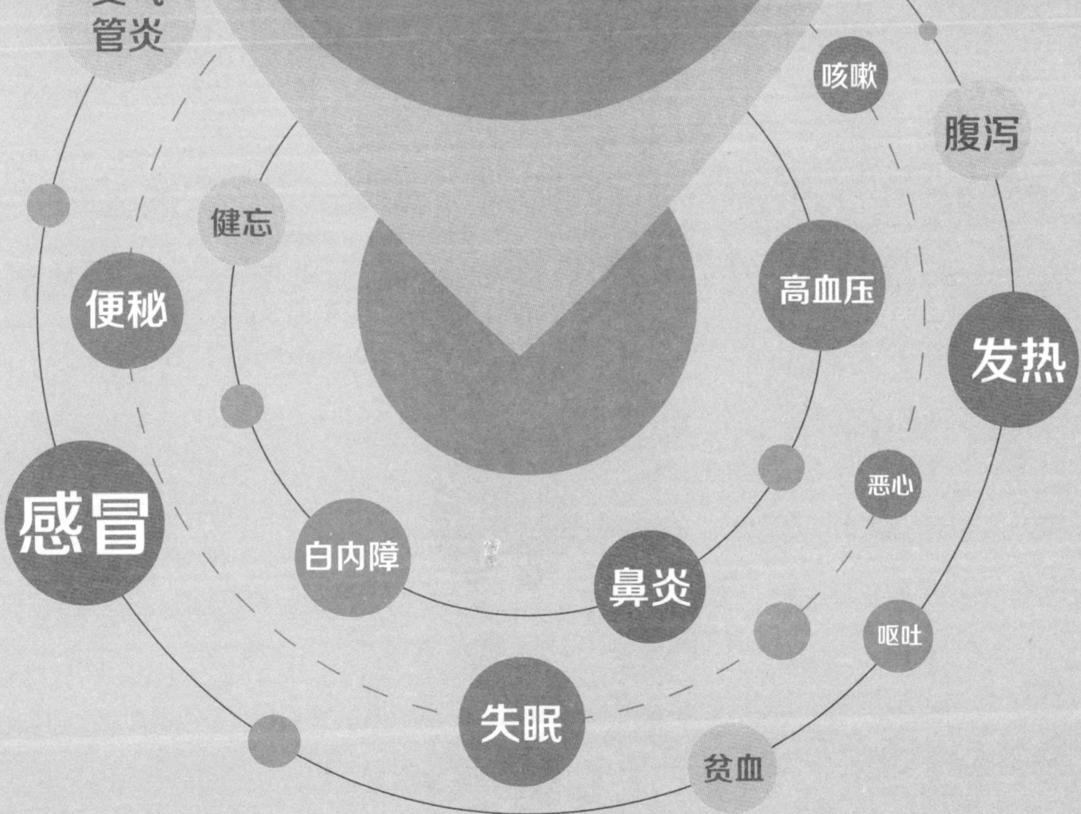

支气管炎

咳嗽

腹泻

健忘

便秘

高血压

发热

感冒

恶心

白内障

鼻炎

呕吐

失眠

贫血

按对保健穴，赶走常见病

生活中的常见病症可以通过穴位按摩来缓解和治疗。

感冒——风府穴

风府善治风症。外感风邪而致伤风感冒、发热、鼻塞、流涕、咽喉肿痛及内风上头而致中风不语、头晕目眩、头痛、项强、背痛等，皆宜按摩风府治疗。

扫码学取穴

按摩力度
轻柔

按摩时间
1~3 分钟

穴位配伍
头痛：风府配百会、太阳

名中医说：
·风府所在部位要注意保暖，尤其是冬春季节易感风邪时。

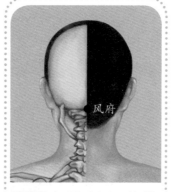

精准定位 在颈后区，枕外隆凸直下，两侧斜方肌之间凹陷中。

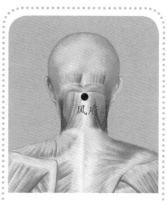

快速取穴 沿脊柱向上，入后发际上 1 横指处即是。

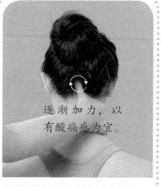

按摩手法 用拇指指腹揉按风府，以有酸、痛、胀、麻的感觉为度。

逐渐加力，以有酸痛感为宜。

穴位功效 风府有散风息风、通关开窍的功效，主治感冒、颈项强痛、眩晕、咽喉肿痛、中风等。

发热——风池穴

风池是足少阳胆经上的重要穴位之一，也是治疗风病的要穴。对外感风寒、内风所致的中风偏瘫，以及风邪所致头痛、发热，皆有较好的辅助治疗作用。

精准 定位 | 在颈后区，枕骨之下，胸锁乳突肌上端与斜方肌上端之间的凹陷中。

快速 取穴 | 正坐，后头骨下两条大筋外缘陷窝中，与耳垂齐平处即是。

穴位 主治 | 外感发热、头痛、眩晕、荨麻疹、黄褐斑、鼻炎、耳鸣、近视、高血压等。

穴位 功效 | 平肝潜阳、宣肺通窍。

按摩 手法 | 用两手拇指指腹同时按揉风池不少于30次，至有酸胀感为佳。

名中医说：

· "头为诸阳之会，唯风可到"，因此，造成头面疾病的各种病理因素中，大多因风邪侵袭。多按风池，可平衡阴阳、祛邪外出，诸症得解。

扫码学取穴

按摩力度
重力

按摩次数
不少于 30 次

穴位配伍
头痛: 风池配合谷

一穴多用
风寒感冒时，可以用温热的毛巾热敷风池5~10分钟。

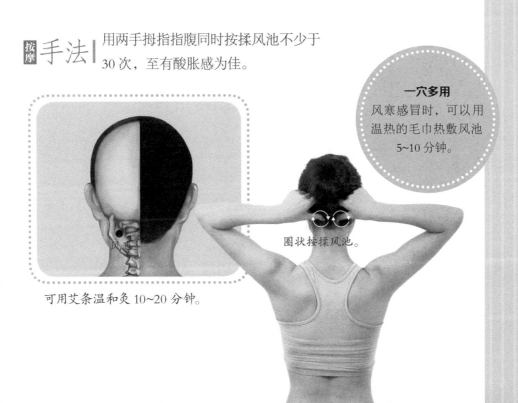

风池

圈状按揉风池。

可用艾条温和灸 10~20 分钟。

牙痛——阳溪穴

阳溪，人的肢体中手背为阳，溪为水所行，故此则阳脉所经之溪也。经络理论中，将位于前臂附近，具有畅行水流作用的穴位叫作"经"穴，因此阳溪就是手阳明大肠经的"经"穴。

扫码学取穴

按摩力度
重力

按摩时间
1~3 分钟

穴位配伍
腱鞘炎：阳溪
配列缺

名中医说：

·除指压外，可用米粒、王不留行子等贴压在阳溪上，用于辅助治疗牙痛、耳鸣、耳聋等。

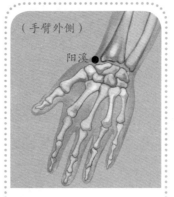

（手臂外侧）

阳溪

精准定位 在腕区，腕背侧远端横纹桡侧，桡骨茎突远端，即"鼻烟窝"凹陷中。

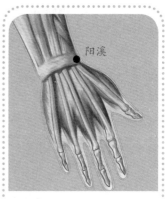

阳溪

快速取穴 手掌侧放，拇指伸直向上跷起，腕背桡侧有一凹陷处即是。

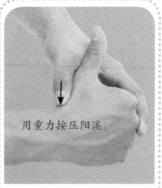

用重力按压阳溪。

按摩手法 用指腹按压阳溪 1~3 分钟，以产生酸胀感为宜。

穴位功效 阳溪是医治人体头面部疾病的重要穴位，有疏通局部经脉气血运行、调节经气的作用，主治头痛、牙痛等疾病。

鼻炎——迎香穴

迎香能够有效治疗鼻疾，遇到伤风引起的流鼻涕、鼻塞，或者过敏性鼻炎，按摩迎香至发热，可以缓解症状。

精准定位 | 在面部，鼻翼外缘中点旁，鼻唇沟中。

快速取穴 | 于鼻翼外缘中点的鼻唇沟中取穴。

穴位主治 | 鼻塞、过敏性鼻炎、鼻出血、面神经麻痹、黄褐斑、酒渣鼻等。

穴位功效 | 疏风散热、通利鼻窍。

按摩手法 | 用指腹垂直按压迎香 1~3 分钟，以产生酸胀感为佳。

名中医说：
·手阳明经和足阳明经在迎香处会合，而足阳明经通达于胃，脾胃为"气血生化之源"，所以按压迎香，可补气开胃。

扫码学取穴

按摩力度
适中

按摩时间
1~3 分钟

穴位配伍
鼻炎：迎香配合谷

一穴多用
经常用刮痧板刮拭迎香，有预防感冒的作用。

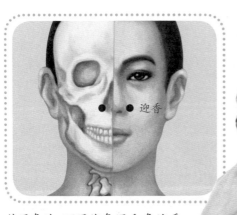
迎香

力度宜适中。

若用灸法，可用艾条温和灸迎香 10~15 分钟。

咳嗽——身柱穴

身柱位于上背部，归属于督脉，外可通督脉之气；其内联络心肺，内可通调心肺；是人体非常重要的穴位。

扫码学取穴

按摩力度
适中

按摩时间
3~5 分钟

穴位配伍
咳嗽：身柱配大椎、肺俞

名中医说：

· 用艾条温和灸身柱 5~20 分钟，可缓解咳嗽、后背冷痛。

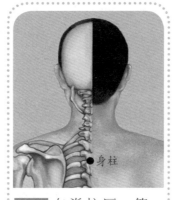

精准定位 在脊柱区，第 3 胸椎棘突下凹陷中，后正中线上。

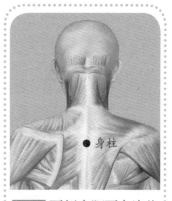

快速取穴 两侧肩胛下角连线与后正中线相交处向上推 4 个椎体，下缘凹陷处。

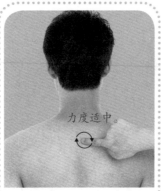

力度适中。

按摩手法 用指尖揉按身柱 3~5 分钟，至有刺痛感为佳。

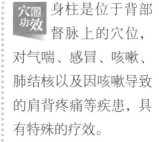

穴位功效 身柱是位于背部督脉上的穴位，对气喘、感冒、咳嗽、肺结核以及因咳嗽导致的肩背疼痛等疾患，具有特殊的疗效。

咽喉肿痛——水突穴

咽喉肿痛是很多咽喉疾病的主要表现，当出现咽干、咽痒、咽痛、咳嗽、声音嘶哑等症状时，按摩水突可以利咽宽喉、润喉开音，能有效缓解这些症状。

精准 定位 | 在颈部，横平环状软骨，胸锁乳突肌前缘。

快速 取穴 | 先找到人迎（见 75 页），再于锁骨内侧端上缘两筋之间的凹陷处取气舍，两穴连线中点即是。

穴位 主治 | 呼吸喘鸣、咽喉肿痛、慢性咽炎、打嗝等。

穴位 功效 | 清热利咽、降逆平喘、通经活络。

按摩 手法 | 用中指指腹轻轻按揉水突 100 次，至有酸胀感为佳。

名中医说：

·水突，属足阳明胃经，按摩可利咽活血、行气，通利咽喉部气血。现代常被用来辅助治疗扁桃体炎、甲状腺肿、支气管炎、支气管哮喘等。

扫码学取穴

按摩力度
轻柔

按摩次数
100 次

穴位配伍
咽喉肿痛：
水突配天鼎、
人迎

一穴多用
用艾条温和灸 5~15 分钟，可缓解咳嗽、气喘、咽喉肿痛。

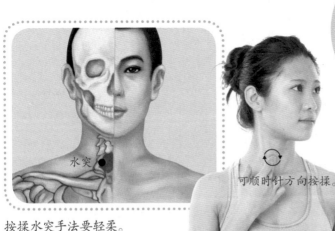

水突

可顺时针方向按揉。

按揉水突手法要轻柔。

恶心、呕吐——厉兑穴

按摩厉兑，可有效改善和缓解呕吐。但妊娠引起的呕吐不在此范围内，孕妇不要轻易尝试，否则容易出现危险。

扫码学取穴

按摩力度
重力

按摩时间
1~3 分钟

穴位配伍
多梦：厉兑配内关、神门

名中医说：

·用牙签的钝头点按厉兑 10~20 次，可用于辅助治疗多梦、呕吐等。

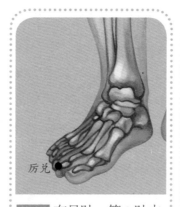

精准定位 在足趾，第 2 趾末节外侧，趾甲根角侧旁开 0.1 寸（指寸）。

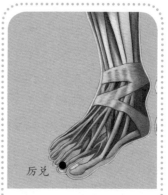

快速取穴 足背第 2 趾趾甲外侧缘与趾甲下缘各作一切线，交点处即是。

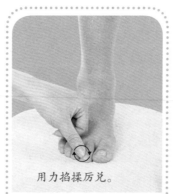

用力掐揉厉兑。

按摩手法 用拇指指甲尖掐揉左右厉兑各 1~3 分钟。

穴位功效 厉兑有清热和胃、苏厥醒神、通经活络的功效，主治多梦、晕厥、胃脘痛、恶心、呕吐、便秘、水肿、牙痛、足背肿痛等。

食欲不振——冲阳穴

冲阳，作为足阳明胃经的原穴，是体内肠胃中元气在经络和体表上一个非常重要的反应点。

精准定位 | 在足背，第2跖骨基底部与中间楔状骨的关节处，可触及足背动脉。

快速取穴 | 足背最高处，两条肌腱之间，按之有动脉搏动感处即是。

穴位主治 | 腹胀、口眼㖞斜、牙痛、食欲不振、足痿无力等。

穴位功效 | 和胃化痰、消肿止痛。

按摩手法 | 用指腹用力按揉冲阳，以产生酸胀感为宜。

扫码学取穴

按摩力度
重力

按摩时间
1~3分钟

穴位配伍
腹胀：冲阳
配天枢

名中医说：
・冲阳对于胃肠疾病具有诊断和治疗的双重作用，可每日按揉。

一穴多用
用艾条温和灸5~15分钟，可辅助治疗头痛、口眼㖞斜。

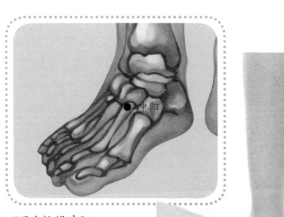
可用力按揉冲阳。

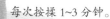
每次按揉1~3分钟。

失眠——心俞穴

中医认为，心主血，主神志，在液为汗，在体合脉，其华在面，开窍于舌。所以失眠、神经衰弱等皆可取心俞进行辅助治疗。

扫码学取穴

按摩力度

适中

按摩时间

3~5 分钟

穴位配伍

心痛、心悸：
心俞配内关

名中医说：

·按摩心俞不仅可以改善失眠，还可缓解心悸气促、心动过速、心绞痛等病症。

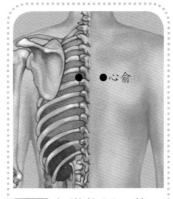

精准定位 在脊柱区，第 5 胸椎棘突下，后正中线旁开 1.5 寸。

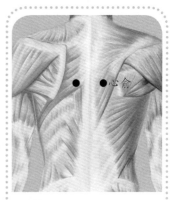

快速取穴 肩胛骨下角水平连线与脊柱相交处，上推 2 个椎体，正中线旁开 2 横指处。

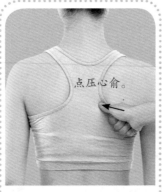

点压心俞。

按摩手法 用拇指指腹直接点压心俞，适当用力按揉 3~5 分钟。

穴位功效 心俞是心之精气在背部输注之所，它有两个作用，一是治疗心血管方面的疾病，二是治疗神经衰弱、失眠等神志方面的疾病。

头痛——四神聪穴

四神聪,因位于百会穴四周,犹如四路神仙各守一方。按压四神聪可促进头部的血液循环,增加大脑的供血。

扫码学取穴

按摩力度
适中

按摩时间
3~5 分钟

穴位配伍
半身不遂: 四神聪配曲池、合谷、足三里

精准 定位 | 在头部,百会前后左右各旁开 1 寸,共 4 穴。

快速 取穴 | 先于两耳尖与头正中线相交处取百会,百会前后左右各 1 横指处即是,共 4 穴。

名中医说:
·因劳累、思虑过度而引起的头痛或头晕脑涨,皆可指压四神聪来帮助缓解。

穴位 主治 | 失眠、健忘、头痛、眩晕等。

穴位 功效 | 疏风通络、息风止痛、安神补脑。

按摩 手法 | 用拇指逐一按揉四神聪 3~5 分钟。

一穴多用
用艾条回旋灸四神聪 10~15 分钟,可辅助治疗神经性头痛、高血压等。

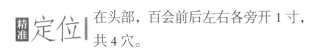

四神聪

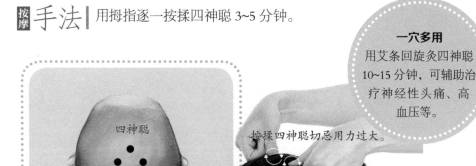

按揉四神聪切忌用力过大。

需注意四神聪不可以拔罐。

坐骨神经痛——承扶穴、环跳穴

坐骨神经痛是以坐骨神经径路及分布区域疼痛为主的综合征。坐骨神经痛的大多数病例是继发于坐骨神经局部及周围结构的病变对坐骨神经的刺激压迫与损害，称为继发性坐骨神经痛；少数系原发性，即坐骨神经炎。疼痛主要限于坐骨神经分布区，大腿后部、小腿后外侧和足部。疼痛剧烈的病人可呈特有的姿势，如腰部屈曲、屈膝、脚尖着地。若病变位于神经根时，椎管内压力增加（咳嗽、用力）时疼痛加重。而且坐骨神经痛大多数为单侧，疼痛一般为持续性。

名中医说坐骨神经痛：

引起坐骨神经痛的原因多是经络阻滞、气血不畅，治疗应以通经活络为主。按摩承扶、环跳有通经活络的功效，可大大缓解坐骨神经痛的疼痛感。当被确诊坐骨神经痛后尽量卧床休息，睡硬板床，禁止高强度的劳动。

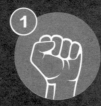

按摩力度：
适中

按摩时间：
5~10分钟

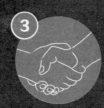

穴位配伍：
下肢痿痹：承扶配悬钟、环跳；
风疹：环跳配风池、曲池

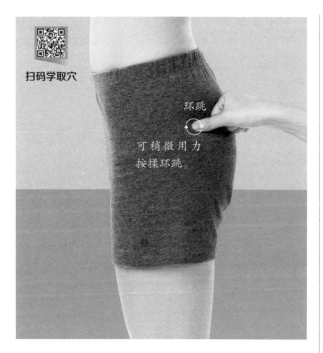

扫码学取穴

环跳

可稍微用力
按揉环跳。

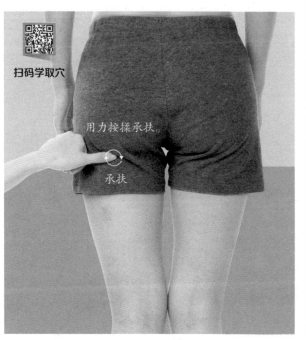

扫码学取穴

用力按揉承扶。

承扶

环跳、承扶
按摩法：

环跳 穴　股骨大转子最高点与骶管裂孔做一直线，内 1/3 与外 2/3 交界处即是。

按摩手法　用拇指指腹按揉环跳 5~10 分钟。

承扶 穴　臀下横纹正中点，按压有酸胀感处即是。

按摩手法　用拇指按揉承扶，左右可同时按摩 5~10 分钟。

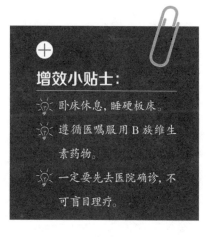

增效小贴士：

- 卧床休息，睡硬板床。
- 遵循医嘱服用 B 族维生素药物。
- 一定要先去医院确诊，不可盲目理疗。

荨麻疹——曲池穴

曲池能将肺内与皮肤上的病邪迅速转送至大肠并排出体外，缓解皮肤的肿胀、瘙痒等症状，对辅助治疗荨麻疹有着较好的疗效。

扫码学取穴

按摩力度
适中

按摩时间
2~3 分钟

穴位配伍
上肢痿痹：
曲池配肩髃、
外关

名中医说：

·发热、中暑时，可用牙签刺激曲池，能起到退热、祛暑、止痛的效果。

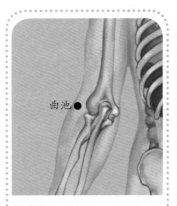

精准定位 在肘区，尺泽与肱骨外上髁连线的中点处。

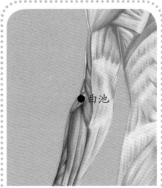

快速取穴 先找到尺泽（肘横纹上，肱二头肌腱桡侧缘凹陷中）和肱骨外上髁，其连线中点处即是。

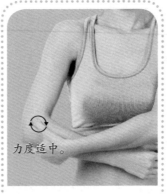

力度适中。

按摩手法 用拇指指腹按揉 2~3 分钟，力度以产生酸胀感为宜。

穴位功效 曲池有清热和营、理气和胃、降逆活络的作用，主治荨麻疹、外感发热、咳嗽、气喘、腹痛、泄泻、呕吐、湿疹、痤疮、手臂肿痛、上肢瘫痪、白癜风等。

高脂血症——足三里穴

高脂血症多是由于脂肪代谢或运转失常导致的，而足三里有生发胃气、燥化脾湿的功效，按摩足三里可以改善脾胃功能，脾胃功能增强，痰液就不会产生，同时还可疏通脉道，使经络通畅无阻，气血调和，从而预防痰瘀的形成，以达到降脂的目的。

精准定位 | 在小腿外侧，犊鼻下 3 寸，犊鼻与解溪连线上。

快速取穴 | 站位弯腰，同侧手虎口围住髌骨上外缘，余四指向下，中指指尖处即是。

穴位主治 | 胃痛、呕吐、腹胀、便秘、贫血、荨麻疹、高脂血症、小儿发热咳嗽等。

穴位功效 | 健脾和胃、扶正培元、通经活络、升降气机。

按摩手法 | 用拇指按压足三里 5~10 分钟。

名中医说：
·足三里不仅能够疏经通络、消积化滞、祛风除湿，还有助于瘦身减肥、强身健体。

扫码学取穴

按摩力度
适中

按摩时间
5~10 分钟

穴位配伍
胃痛：足三里配中脘、梁丘；呕吐：足三里配内关

一穴多用
用火罐留罐 5~10 分钟，可缓解腰腿酸痛、胃痛。

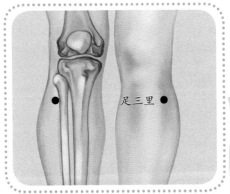

足三里

若用灸法，可用艾条温和灸 15~20 分钟。

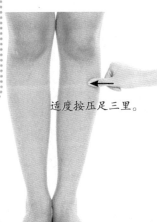

适度按压足三里。

高血压——太阳穴

此穴附近的神经和血管组织分布非常丰富，因此经常按摩可以促进脑部血液循环、解除疲劳、止痛醒脑，并且对高血压病引起的头晕、头涨、头痛也有很好的缓解效果。长期坚持按摩，对高血压病患者还可以起到一定的保健作用。

扫码学取穴

按摩力度
轻柔

按摩次数
10~20 次

穴位配伍
偏头痛、头痛：太阳配风池、头维、合谷

名中医说：

·指压太阳还可以增强头侧面部的血液循环，有助去除眼角皱纹。

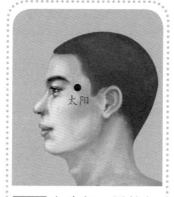

精准定位 在头部，眉梢与目外眦之间，向后约 1 横指的凹陷中。

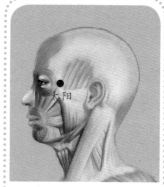

快速取穴 眉梢与目外眦连线中点向后 1 横指，触及一凹陷处即是。

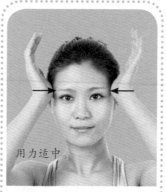

用力适中。

按摩手法 用手掌鱼际处轻轻按揉 10~20 次。

穴位功效 此穴是人体头面部的重要穴位，是有效缓解头痛、高血压、眼疾等诸多病症的穴位。

冠心病——极泉穴

高之甚为极，水之始为泉。心经经穴中，本穴所处位置最高，又为首穴。手少阴脉气由此而出，与心相连，集中了许多与心脏相联系的神经和血管，因此冠心病发作时，可以刺激极泉进行急救。

精准 定位 ｜在腋区，腋窝中央，腋动脉搏动处。

快速 取穴 ｜上臂外展，腋窝顶点可触摸到动脉搏动，按压有酸胀感处即是。

穴位 主治 ｜冠心病、心痛、四肢不举、乳汁分泌不足等。

穴位 功效 ｜宽胸宁神、理气止痛、消肿散结。

按摩 手法 ｜用拇指指腹按揉左右极泉各1~3分钟，以手臂上产生酸麻感为佳。

名中医说：
·按摩极泉可提高消化能力，增强心脏活力，预防冠心病，心绞痛患者也可以每日按摩一会儿极泉。

扫码学取穴

按摩力度
适中

按摩时间
1~3分钟

穴位配伍
肘臂冷痛：
极泉配侠白

一穴多用
从极泉向上肢刮拭3~5分钟，可缓解心烦、干呕。

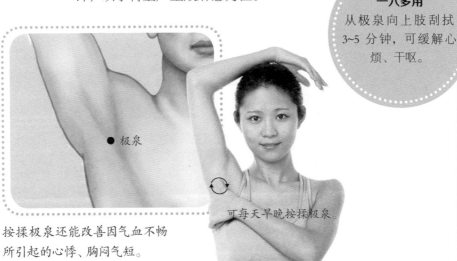

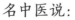
·极泉

可每天早晚按揉极泉。

按揉极泉还能改善因气血不畅所引起的心悸、胸闷气短。

糖尿病——三阴交穴

三阴交的功效非常特别，它可同时调补人体脾、肝、肾三脏，健脾益气、柔肝养血、益肾固本，还可调节胰岛素分泌。

扫码学取穴

按摩力度
适中

按摩时间
1~3 分钟

穴位配伍
痛经：三阴交
配肾俞、膀胱
俞、关元

名中医说：

·搭配地机、鱼际一起按摩，可使调节胰岛素分泌效果更佳。

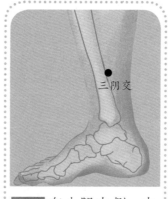

精准定位 在小腿内侧，内踝尖上 3 寸，胫骨内侧缘后际。

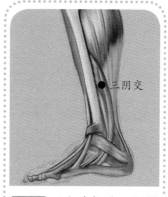

快速取穴 正坐或仰卧，胫骨内侧面后缘，内踝尖向上 4 横指处即是。

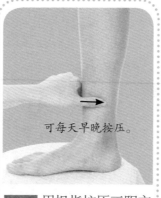

可每天早晚按压。

按摩手法 用拇指按压三阴交 1~3 分钟，以局部出现酸、麻、胀感觉为佳。

穴位功效 三阴交有健脾和胃、补益肝肾、调经止带、涩精止遗的功效。

胆囊炎——胆俞穴

胆俞可疏肝利胆，清热化湿，主治肝胆方面的疾病。

精准 定位 在脊柱区，第 10 胸椎棘突下，后正中线旁开 1.5 寸。

快速 取穴 肩胛骨下角水平连线与脊柱相交处，下推 3 个椎体，正中线旁开 2 横指处。

穴位 主治 胃脘部及肚腹胀满、呕吐、黄疸、胆囊炎、胆结石、惊悸、失眠等。

穴位 功效 疏肝利胆、清热化湿。

按摩 手法 用拇指点按胆俞 100 次。

名中医说：

·中医认为胆主决断，与肝相表里。所以保护好胆也有助于养护好肝。

扫码学取穴

按摩力度
适中

按摩次数
100 次

穴位配伍
胆道疾病：胆俞配阳陵泉

一穴多用
用艾条温和灸 5~15 分钟，可缓解呕吐、胁痛。

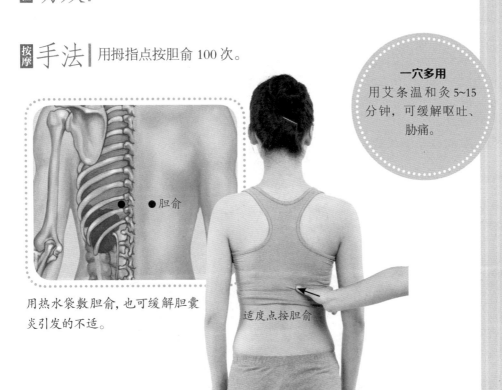

●胆俞

用热水袋敷胆俞，也可缓解胆囊炎引发的不适。

适度点按胆俞

支气管炎——定喘穴

定喘是咳嗽、气喘等呼吸疾病的养生保健要穴，有降逆平喘、理肺止咳的功效，常被用来辅助治疗支气管哮喘、支气管炎、肺结核、百日咳等，是缓解呼吸道相关疾病的常用穴。

扫码学取穴

按摩力度
适中

按摩次数
200 次

穴位配伍
咳嗽、哮喘：
定喘配肺俞、风门、膻中、尺泽、合谷

名中医说：

·本穴为止咳平喘的经验穴，可降逆平喘，对缓解各种咳嗽均有一定良效，其舒筋活络之功还可用于治疗肩背痛、上肢疼痛不举。

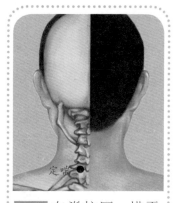

精准定位 在脊柱区，横平第 7 颈椎棘突下，后正中线旁开 0.5 寸。

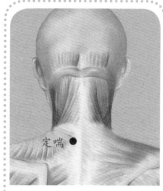

快速取穴 颈背交界椎骨高突处椎体下缘，旁开半横指处。

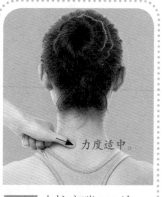

力度适中。

按摩手法 点按定喘 200 次。

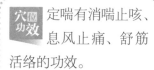

穴位功效 定喘有消喘止咳、息风止痛、舒筋活络的功效。

贫血——血海穴

血为人之本，一旦气血不足，运化失调，人就会产生各种各样的疾病，诸如贫血、月经不调等。血海有调经统血、健脾化湿、通经活络的功效，能够辅助治疗多种与血有关的病症。

精准 定位 在股前区，髌底内侧端上 2 寸，股内侧肌隆起处。

快速 取穴 屈膝 90°，手掌伏于膝盖骨上，拇指与四指成 45°，拇指尖处。

穴位 主治 腹胀、月经不调、痛经、荨麻疹、贫血、白癜风等。

穴位 功效 调经统血、健脾化湿、通经活络。

按摩 手法 用拇指指尖按揉血海，每次 5~10 分钟，至皮肤潮红发热为佳。

名中医说：

·选择质地柔软的刷子，在血海上来回摩擦，也能起到很好的保健作用。

扫码学取穴

按摩力度
适中

按摩时间
5~10 分钟

穴位配伍
荨麻疹：血海配曲池、合谷

一穴多用
用艾条温和灸 5~15 分钟，可缓解月经不调、膝部冷痛。

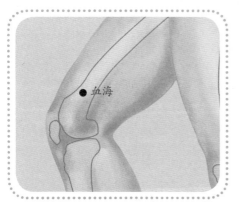

血海

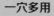

力度适中。

用火罐法将罐吸附于血海上，留罐 10 分钟，也可起到保健作用。

白内障——四白穴

四白是足阳明胃经在面部上的重要穴位，按压此穴，可以明显改善整个面部的血液循环和新陈代谢。

扫码学取穴

按摩力度
适中

按摩时间
1~3 分钟

穴位配伍
口眼㖞斜：
四白配阳白、
颊车

名中医说：

·按摩四白可以缓解眼部肌肉疲劳，提高眼睛机能，还能缓解面部痉挛等症状。

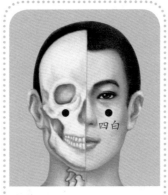

精准定位 在面部，眶下孔处。

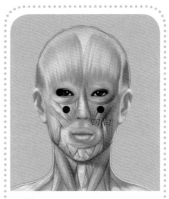

快速取穴 食指、中指伸直并拢，中指贴于两侧鼻翼，食指指尖所按处有一凹陷处即是。

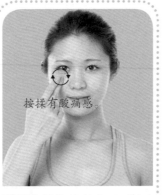

按揉有酸痛感。

按摩手法 以指腹按揉左右四白 1~3 分钟，力度以产生酸痛感为宜。

穴位功效 四白有清热解毒、祛风明目、通经活络的功效，能缓解多种眼病，对眼睛干涩、视力下降、下眼睑水肿、面部过敏性皮炎均有良好疗效。

十二指肠溃疡——日月穴

中医认为，十二指肠溃疡多是由于思虑过甚伤脾或情志所郁、肝郁犯胃，导致胃肠功能紊乱，机能损伤，逐渐形成溃疡，而日月可疏肝健脾、利胆和胃，有助于缓解十二指肠溃疡。

精准定位｜在胸部，第 7 肋间隙，前正中线旁开 4 寸。

快速取穴｜正坐或仰卧，自乳头垂直向下推 3 个肋间隙，按压有酸胀感处即是。

穴位主治｜肋间神经痛、肝炎、十二指肠溃疡、呕吐、口苦、呃逆等。

穴位功效｜降逆止呕、疏肝理气。

按摩手法｜指腹按揉日月 200 次。

名中医说：
·日月是胆腑精气在胸腹部汇集之穴，若人体出现胆经瘀阻的问题，一般按压日月会有明显的痛点。

扫码学取穴

按摩力度
适中

按摩次数
200 次

穴位配伍
胁肋疼痛：
日月配胆俞、
外关、合谷、
阳陵泉

一穴多用
用艾条温和灸日月 5~15 分钟，可缓解胸胁痛。

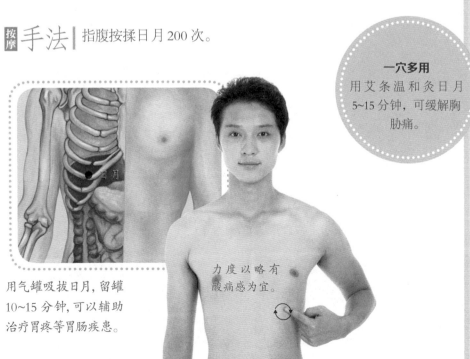

日月

力度以略有酸痛感为宜。

用气罐吸拔日月，留罐 10~15 分钟，可以辅助治疗胃疼等胃肠疾患。

腹泻——脊中穴

腹泻俗称"拉肚子"，常伴随肠胃不适，而脊中主要用于脾胃及腰脊疾患等，所以腹泻时，按摩脊中能起到很好的缓解作用。

扫码学取穴

按摩力度
适中

按摩时间
5~10分钟

穴位配伍
腹胀、胃痛：
脊中配足三里、中脘

名中医说：

· 在腹泻原因未明确前，不宜自行使用药物，应及时就诊，以免延误病情。

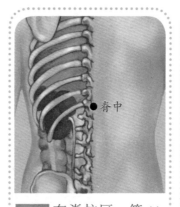

精准定位 在脊柱区，第11胸椎棘突下凹陷中，后正中线上。

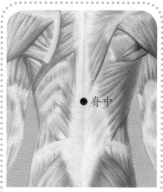

快速取穴 两侧肩胛下角连线与后正中线相交处向下推4个椎体，下缘凹陷处即是。

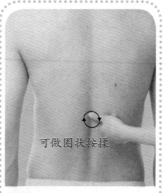

可做圈状按揉。

按摩手法 用拇指指腹按揉脊中5~10分钟。

穴位功效 脊中有清热利湿、提肛消痔的功效，主治腹泻、反胃、吐血等。

三叉神经痛——颊车穴

三叉神经痛是指头面部三叉神经分布区域的剧烈疼痛，按摩颊车可以解痉止痛。

精准定位 在面部，下颌角前上方1横指。

快速取穴 上下牙关咬紧时，隆起的咬肌高点，放松时按之凹陷处。

穴位主治 口眼㖞斜、牙关紧闭、牙痛、面部痉挛、三叉神经痛。

穴位功效 祛风清热、安神利窍、开关通络。

按摩手法 用指腹轻轻按揉颊车100次。

名中医说：

·颊车与太阳、风池一同按摩，可活血化瘀、止痛。

扫码学取穴

按摩力度
轻柔

按摩次数
100次

穴位配伍
牙痛：颊车配地仓、合谷

一穴多用
用艾条温和灸5~15分钟，可辅助治疗牙痛、疟腮。

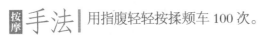

按揉颊车，可以缓解下齿痛。

上下牙关咬紧，隆起的咬肌高点即是颊车。

颊车

心脾不足导致的健忘——
通里穴、脾俞穴

健忘是指记忆力差、遇事易忘的症状。多因心脾不足所致。通里在前臂掌侧，心经的经气到达这里时，分出一支进入小肠经，与小肠经长期保持联系，所以称为通里。脾，脾脏；俞，输注，脾俞是脾气转输于背后体表的部位。常按通里、脾俞，对心脾功能不足导致的健忘有很好的调节作用，可以当作日常保健穴常按揉。

**名中医说
健忘：**

健忘症多由心脾不足、年老精气不足或痰瘀痹阻所致，其中心脾不足为主要病因。补足"心气"与"脾气"，可改善心脾不足导致的健忘。

① **按摩力度：**
适中

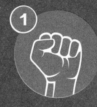

② **按摩时间：**
1~3 分钟

③ **穴位配伍：**
补心气：通里配内关、神门；
补肾气：脾俞配阴陵泉

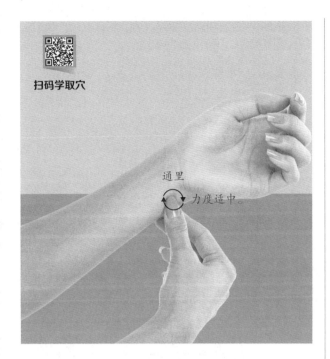

扫码学取穴

通里

力度适中。

通里、脾俞
按摩法：

通里穴	用力握拳，神门向上，从腕掌侧远端横纹向上 1 横指处即是。
按摩手法	用拇指指腹按揉通里 1~3 分钟，力度以有酸痛感为宜。
脾俞穴	肚脐水平线与脊柱相交椎体处，往上推 3 个椎体，正中线旁开 2 横指处。
按摩手法	用拇指按揉脾俞，可左右各按揉 1~3 分钟。

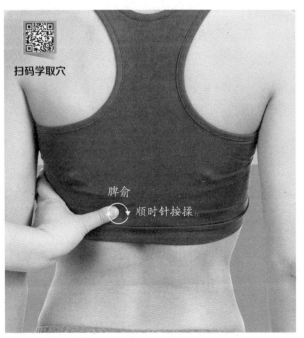

扫码学取穴

脾俞

顺时针按揉。

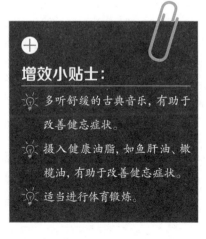

增效小贴士：

☀ 多听舒缓的古典音乐，有助于改善健忘症状。

☀ 摄入健康油脂，如鱼肝油、橄榄油，有助于改善健忘症状。

☀ 适当进行体育锻炼。

便秘、排便不畅、大便干涩、腹痛——天枢穴

人体各种代谢产物要经胃肠排泄，若是排泄功能遭受阻碍，则湿、热、痰、瘀诸毒就会乘势而上，影响气血脏腑功能的正常运行。天枢位于人体肚腹的中部，是人体上行之清气与下行之浊气的交会之处，可以起到保障肠腑功能正常运行的作用。按摩天枢，可调理人体的气血运转，增强胃肠功能，促进肠道的蠕动，增强胃动力。天枢属足阳明胃经，又是大肠经的募穴，为治疗便秘之要穴。天枢总辖大肠经的气血募集，因此刺激天枢具有理气消滞、调理肠腑的功用。

名中医说天枢：

艾灸天枢还可缓解胃寒，因其是人体足阳明胃经上的主穴，一切胃部的经气都在此处凝结，所以艾灸天枢可促进胃经的气血升发，使胃部产生温热之感，从而缓解胃寒症状。

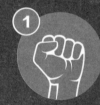

① 按摩力度：
适中

② 按摩时间：
1~3 分钟

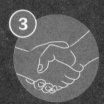

③ 穴位配伍：
消化不良、腹泻：
天枢配足三里

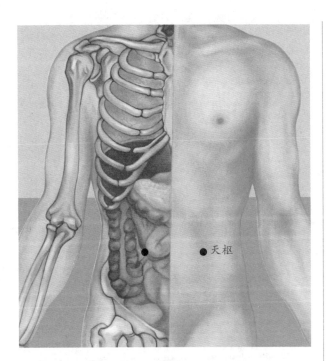

● 天枢

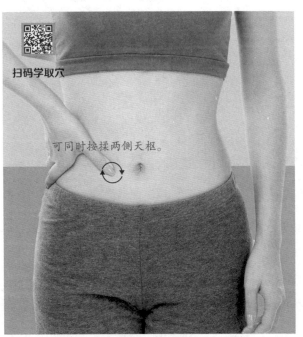

扫码学取穴

可同时按揉两侧天枢。

天枢
按摩法：

精准定位　在腹部，横平脐中，前正中线旁开 2 寸。

快速取穴　仰卧，肚脐旁开 3 横指，按压有酸胀感处即是。

穴位主治　呕吐、腹胀肠鸣、腹泻不止、便秘、口腔溃疡、月经不调等。

按摩手法　用指腹按揉天枢 1~3 分钟，至产生酸胀感为佳。

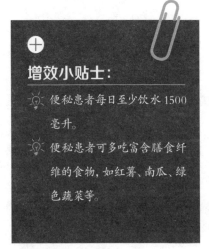

增效小贴士：

☀ 便秘患者每日至少饮水 1500 毫升。

☀ 便秘患者可多吃富含膳食纤维的食物，如红薯、南瓜、绿色蔬菜等。

缓解肩颈、腰背疼痛的保健穴

肩颈、腰背疼痛经常困扰现代人，每日按揉与其相对应的保健穴可缓解疼痛。

颈椎病——天宗穴、风府穴

颈椎病患者多有颈背疼痛、上肢无力、手指发麻、头晕、恶心、呕吐、视物模糊等症状，多见于外感风寒湿邪伤及经络或长期劳损、肝肾亏虚、痰瘀交阻、气滞血瘀等原因引起。按摩天宗可以缓解肩胛、颈背疼痛；按摩风府可以辅助治疗颈椎病引起的头晕、头痛、项强等。

名中医说颈椎病：

按摩推拿是颈椎病较为有效的治疗措施，能缓解颈肩肌群的紧张及痉挛，恢复颈椎活动，松解神经根及软组织粘连。脊髓型颈椎病一般禁止重力按摩和扳动手法，否则极易加重症状，甚至可导致截瘫。

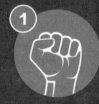

① 按摩力度：
适中

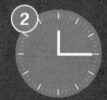

② 按摩时间：
3~5 分钟

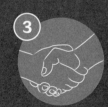

③ 穴位配伍：
肩胛疼痛：天宗配秉风；
头痛：风府配百会、太阳

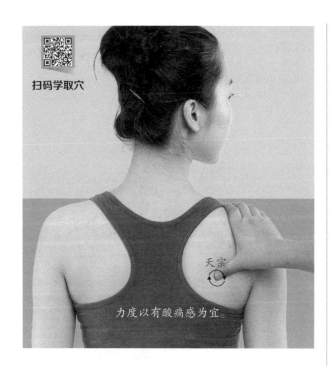

扫码学取穴

天宗

力度以有酸痛感为宜。

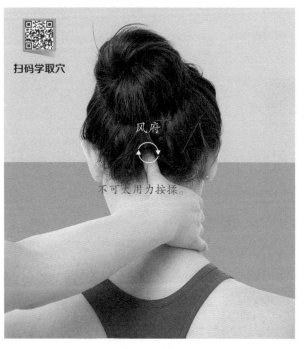

扫码学取穴

风府

不可太用力按揉。

天宗、风府
按摩法：

天宗 穴 肩胛冈中点与肩胛骨下角连线上 1/3 与下 2/3 交点凹陷中。

按摩手法 用拇指指腹按揉天宗 3~5 分钟。

风府 穴 在颈后区，枕外隆凸直下，两侧斜方肌之间凹陷中。

按摩手法 用拇指指腹按揉风府 3~5 分钟，以有酸、痛、胀、麻的感觉为度。

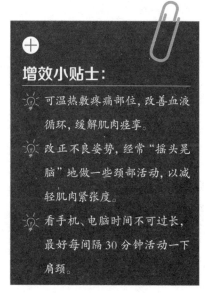

增效小贴士：

- 可温热敷疼痛部位，改善血液循环，缓解肌肉痉挛。
- 改正不良姿势，经常"摇头晃脑"地做一些颈部活动，以减轻肌肉紧张度。
- 看手机、电脑时间不可过长，最好每间隔 30 分钟活动一下肩颈。

肩周炎——肩髎穴

肩髎属手少阳三焦经，是治疗肩臂痛的主要穴位，长期坚持按摩肩髎，可以缓解肩痛不举、肩臂痛、上肢麻痹及瘫痪。

扫码学取穴

按摩力度
重力

按摩时间
3~5分钟

穴位配伍
肩臂痛：肩髎配肩贞、肩髃

名中医说：

·肩髎常与肩贞、肩髃组成穴组，对多种原因导致的肩臂痛均有一定疗效。

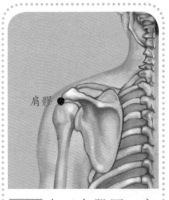

精准定位 在三角肌区，肩峰角与肱骨大结节两骨间凹陷中。

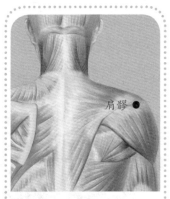

快速取穴 外展上臂，肩峰后下方呈现凹陷处即是。

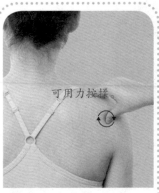

可用力按揉。

按摩手法 用拇指按揉3~5分钟。

穴位功效 肩髎是三焦经在肩部关节负责转动的穴位，有祛风湿、调气血、通经络的功效，主治肩周炎、肩痛不举、上肢麻木、高血压等。

落枕、肩痛——肩井穴

落枕是颈肩部常见的急性疼痛，主要表现为一侧颈肩部疼痛，按摩肩井不仅可以缓解落枕疼痛，还能通经、活络、消肿。因此，平时肩痛时按摩肩井也有很好的效果。

精准 定位｜在肩胛区，第 7 颈椎棘突与肩峰最外侧点连线的中点。

快速 取穴｜先找到大椎穴，再找到锁骨肩峰端，二者连线中点即是。

穴位 主治｜肩臂疼痛、落枕、颈椎病、肩周炎、抑郁症、乳房胀痛、更年期综合征等。

穴位 功效｜祛风止痛、清热解毒。

按摩 手法｜用指腹按揉 3~5 分钟。

扫码学取穴

按摩力度
重力

按摩时间
3~5 分钟

穴位配伍
脚酸痛：肩井配足三里、阳陵泉

名中医说：

· 肩井是常用的颈肩部保健穴位。长期坚持按摩肩井，不但能够远离肩部疼痛的困扰，还能活血散瘀，使全身都感觉舒适。

一穴多用
用艾条温和灸 5~15 分钟，可缓解颈肩痛、头痛、头晕。

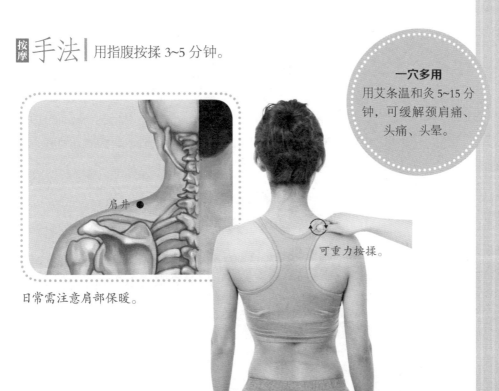

肩井 ●

可重力按揉。

日常需注意肩部保暖。

肩臂痛——肩髃穴

髃，髃骨，为肩端之骨。此穴位于肩关节，为手阳明大肠经和阳跷脉的交会穴，故疏经活络、通利关节的作用甚强，为治疗上肢痛、麻、凉、瘫诸疾要穴。

扫码学取穴

按摩力度
适中

按摩时间
3~5 分钟

穴位配伍
肩颈部肌肉
酸痛：肩髃
配肩井

名中医说：

·肩关节是人体活动范围最大、转动最灵活的关节，由于长时间的磨损，关节日趋老化，再加上寒冷的刺激，非常容易出现肩部疼痛。肩髃对于治疗肩痛的效果非常好。

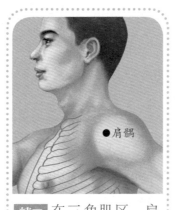

精准定位 在三角肌区，肩峰外侧缘前端与肱骨大结节之间凹陷处。

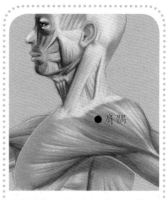

快速取穴 正坐，屈肘抬臂，用食指按压肩尖下，肩前呈现凹陷处。

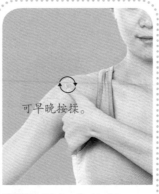

可早晚按揉。

按摩手法 用拇指按揉 3~5 分钟。

穴位功效 肩髃是手阳明大肠经上的穴位，可通络止痛，疏通肩部气血，是治疗肩部疾病的最常用穴位之一。

肩胛痛——肩贞穴

肩贞为肩部正气所居之处，不容外邪干犯也。故上肢疾病、肩关节周围炎、淋巴结节等可用此穴缓解。

精准 定位 | 在肩胛区，肩关节后下方，腋后纹头直上1寸。

快速 取穴 | 正坐垂臂，从腋后纹头向上1横指处即是。

穴位 主治 | 肩周炎、肩胛痛、手臂麻痛、耳鸣。

穴位 功效 | 清脑聪耳、息风止痛。

按摩 手法 | 用拇指指腹按压左右肩贞各1~3分钟。

名中医说：

·发生在肩背部、颈项部、枕骨部的诸多病症，如后脑痛、颈椎病、颈部软组织劳损等，皆可选择肩贞进行治疗。

扫码学取穴

按摩力度
适中

按摩时间
1~3分钟

穴位配伍
肩周炎：肩贞配肩髃、肩髎

一穴多用
用火罐留罐5~10分钟，可缓解肩周炎、颈项痛。

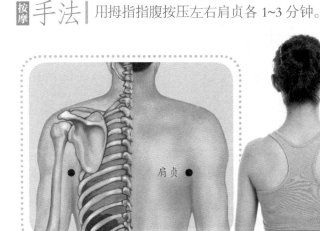

肩贞

可早晚按压。

可与肩髃配伍，辅助治疗上肢瘫痪。

颈项强直疼痛——天髎穴

天，指人体的上部；髎，孔隙。天髎位于肩背部之间，以其位置较高而得名。天髎可缓解肩臂痛、颈项强直疼痛等。

扫码学取穴

按摩力度
轻柔

按摩时间
3~5分钟

穴位配伍
肩周炎：天髎配天宗、肩髃、曲池

名中医说：

·经常揉按天髎，不仅可以缓解颈肩僵硬疼痛，还可以预防肩周炎、肩部酸痛、头痛等症。

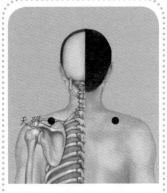

精准定位 在肩胛区，肩胛骨上角骨际凹陷中。

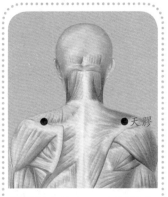

快速取穴 肩胛部，肩胛骨上角的凹陷处即是。

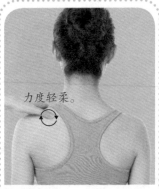

力度轻柔。

按摩手法 用拇指指腹在天髎上轻轻按揉3~5分钟。

穴位功效 天髎有疏风通络、活血化瘀、缓解疼痛的功效，主治头痛、肩臂痛、颈项强直疼痛等。

肩肘肿痛——臑会穴

臑会是手少阳三焦经的常用腧穴之一，意指手少阳、手阳明的天部阳气同会于本穴，有舒筋活血、消肿散结、通络止痛的作用，常被用来缓解上肢臂痛、瘰疬等。

精准 定位 | 在臂后区，肩峰角下 3 寸，三角肌的后下缘。

快速 取穴 | 先找到肩髎（见 40 页），其与肘尖连线上，肩髎下 4 横指处即是。

穴位 主治 | 肩胛肿痛、肩肘肿痛、肩臂酸痛等。

穴位 功效 | 清热泻火、活血化瘀。

按摩 手法 | 用指腹按揉臑会 1~3 分钟。

名中医说：

·现代常用臑会辅助治疗上肢疼痛、瘰疬等病症。日常按摩可以搭配通里、肩贞、肩髎等缓解肩部疼痛。

扫码学取穴

按摩力度
适中

按摩时间
1~3 分钟

穴位配伍
肘臂挛痛：
臑会配肘髎、
外关

一穴多用
用艾条温和灸臑会
5~15 分钟，可缓解肩
周炎。

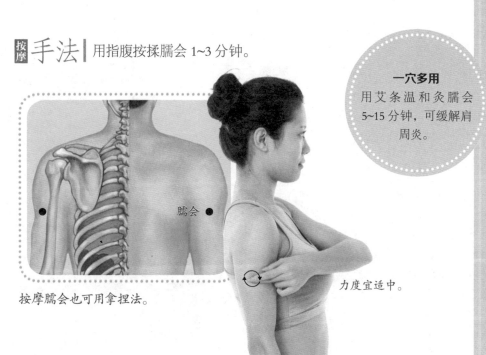

按摩臑会也可用拿捏法。

臑会

力度宜适中。

颈肩背痛、肩背肌肉酸痛——中渚穴

现代人多伏案工作，颈肩背部容易出现劳损导致疼痛，常按中渚可以缓解颈肩背痛，具有活血、舒筋的作用。颈肩背部疼痛多是由于不良坐姿引起的。同一姿势保持太久，使脖子和肩膀周围的肌肉紧张，时间一久就导致酸痛，除了按摩中渚，每日也应加强运动，多活动颈肩部关节。

名中医说中渚：

中渚属手少阳三焦经，为三焦经之输穴，中医认为"输主体重节痛"，因此，中渚对三焦经循行所过部位的疼痛有很好的治疗效果。

按摩力度：
适中

按摩时间：
1~3分钟

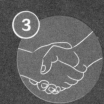

穴位配伍：
耳鸣、耳聋：中渚配听宫

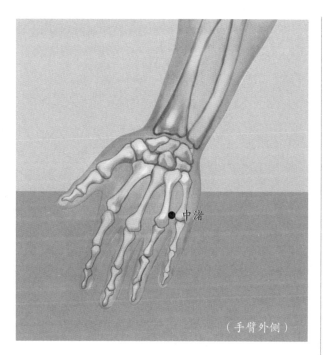

（手臂外侧）

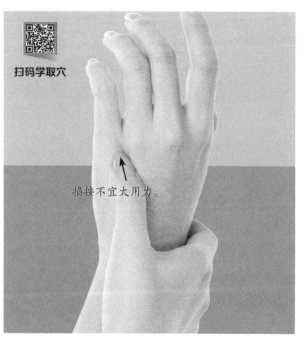

扫码学取穴

掐按不宜太用力。

中渚
按摩法：

精准定位　在手背，第 4、5 掌骨间，第 4 掌指关节近端凹陷中。

快速取穴　抬臂俯掌，手背部第 4、5 指指缝间掌指关节后可触及一凹陷处。

穴位主治　前臂疼痛、颈背酸痛、脂溢性皮炎、头痛、目眩、耳聋等。

按摩手法　用指尖掐按左右中渚各 1~3 分钟。

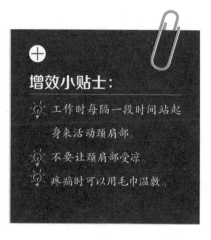

➕ 增效小贴士：

💡 工作时每隔一段时间站起身来活动颈肩部。

💡 不要让颈肩部受凉。

💡 疼痛时可以用毛巾温敷。

颈椎病、腰椎病——后溪穴

后，与前相对；溪，山洼流水之沟；后溪为八脉交会穴之一，通督脉。督脉主一身阳气，所以按摩后溪可振奋全身的阳气，缓解疲劳、驼背及颈椎、腰部、腿部疼痛。

扫码学取穴

按摩力度
较重

按摩时间
1~3分钟

穴位配伍
颈项强直、
落枕：后溪
配天柱

名中医说：

·后溪为八脉交会穴，与后背正中的督脉相沟通，古人有"后溪穴专治督脉病"之说，就是说督脉上的问题可以找后溪来配合治疗。

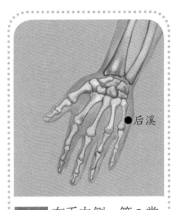

精准定位 在手内侧，第5掌指关节尺侧近端赤白肉际凹陷中。

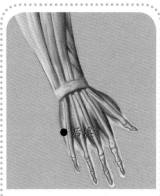

快速取穴 握拳，小指掌指关节后有一皮肤皱襞突起，其尖端处即是。

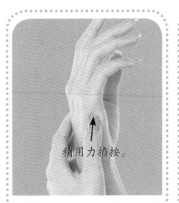

稍用力掐按。

按摩手法 以一只手握另一只手掌背，拇指垂直下压后溪，掐按1~3分钟。

穴位功效 后溪有清心安神、通经活络、平肝息风的功效，主治颈肩痛、闪腰、慢性劳损等。

腰背痛——委中穴

委中属足太阳膀胱经，因其是膀胱经的湿热之气聚集之地，故有升清降浊的功效，刺激委中可以起到清热凉血、祛风除湿、泻热解毒的作用，一般用来辅助治疗腰背痛、下肢病症、急性腰扭伤、小便不利、丹毒等症状。

精准 定位｜在膝后区，腘横纹中点。

快速 取穴｜膝盖后面凹陷中央的腘横纹中点即是。

穴位 主治｜腰背痛、坐骨神经痛、膝关节炎、半身不遂、皮肤瘙痒、发热等。

穴位 功效｜健脾和胃、通络止痛。

按摩 手法｜用适当的力度按揉委中 20~30 次。

名中医说：
·古人云"腰背委中求"，因此委中虽然位于腿部，但为治疗腰背疾患的主穴。

扫码学取穴

按摩力度
适中

按摩次数
20~30 次

穴位配伍
便血：委中配长强、上巨虚

一穴多用
用艾条温和灸 5~15 分钟，可缓解腰腿痛、遗尿等疾病。

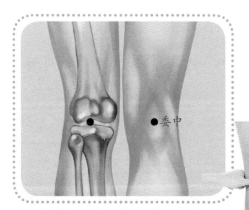

● 委中

腰痛急性发作时可按。

切忌太用力。

受寒凉引起的风湿腰痛——大肠俞穴

风湿腰痛与疲劳、受寒和潮湿有关，如久居湿地、劳累后淋雨、不及时更换湿衣、夏秋季节睡觉不盖被子受风寒等。久而久之，可使受累的组织变性，造成缠绵难愈的慢性腰痛。风湿腰痛最主要的症状是腰痛，腰部发沉，劳累后或阴雨天加重，易疲劳乏力，全身酸懒沉重，患部怕冷。大肠俞可以理气降逆、调和肠胃，辅助治疗运动系统疾病，如腰痛、骶髂关节炎等。

名中医说大肠俞：

大肠俞穴位于人体第 4 与第 5 腰椎棘突之间，这里正好是坐骨神经的"发源地"，可取大肠俞搭配承扶、环跳治疗坐骨神经痛，原因就在于此。

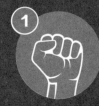

按摩力度：
适中

按摩时间：
1~3 分钟

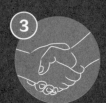

穴位配伍：
便秘：大肠俞配气海、支沟

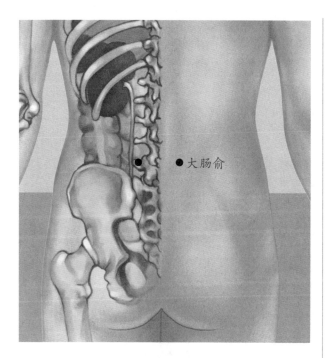

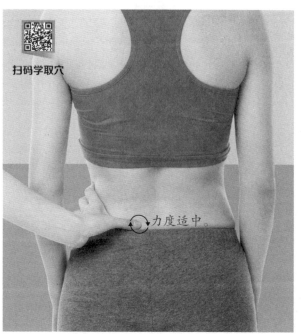

扫码学取穴

力度适中。

大肠俞
按摩法：

| 精准定位 | 在脊柱区，第 4 腰椎棘突下，后正中线旁开 1.5 寸。 |

| 快速取穴 | 两侧髂嵴高点连线与脊柱交点，旁开 2 横指处即是。 |

| 穴位主治 | 腹痛、腹胀、便秘、痢疾、腰脊强痛等。 |

| 按摩手法 | 用拇指指腹按摩大肠俞 1~3 分钟。 |

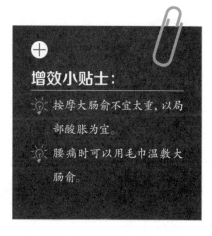

增效小贴士：

- 按摩大肠俞不宜太重，以局部酸胀为宜。
- 腰痛时可以用毛巾温敷大肠俞。

腰腿疾病——居髎穴

居，停下的意思；髎，指髋骨。此穴属足少阳胆经，意为胆经在此停留，刺激可利湿化气、强腰膝、利膀胱，现代常用于辅助治疗腰骶髋及周围软组织疾患等。

扫码学取穴

按摩力度
适中

按摩时间
1~3分钟

穴位配伍
腿风湿痛：
居髎配环跳、
委中

名中医说：

·居髎位于躯干和大腿之间，因此可以治疗腹部两侧的疾病，如阑尾炎、输卵管炎症等，还可以缓解腰腿部中外侧神经、肌肉损伤所引发的各种疼痛。

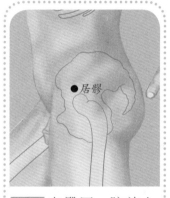

精准定位 在臀区，髂前上棘与股骨大转子最高点连线的中点处。

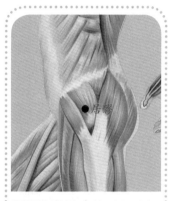

快速取穴 股骨大转子是髋部最高隆起处，髂前上棘与股骨大转子二者连线中点处即是。

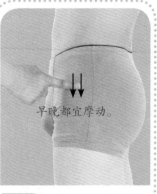

早晚都宜摩动。

按摩手法 食指自上向下摩动左右居髎各1~3分钟。

穴位功效 居髎有温经散寒、除湿止痛、通经活络的功效，主治腰腿疼痛、腰肌劳损、下肢麻痹、膝关节炎等。

下肢麻木——髀关穴

引起下肢麻木的病因有很多，出现此现象需要对症治疗，可去医院进行病因检查，按摩髀关可以缓解下肢麻木感，因为此穴能强腰健膝、通经活络。

精准定位｜在股前区，股直肌近端、缝匠肌与阔筋膜张肌3条肌肉之间凹陷中。

快速取穴｜大腿前髂前上棘与髌底外缘连线和会阴水平线交点处即是。

穴位主治｜腰膝疼痛、下肢酸软麻木、膝寒等。

穴位功效｜健脾除湿、固化脾土、解痉止痛。

按摩手法｜用拇指按揉髀关5分钟。

名中医说：
·髀关以辅助治疗下肢前侧病变为主，如大腿前侧疼痛、肌肉萎缩以及腹股沟淋巴肿大疼痛等。

扫码学取穴

按摩力度
适中

按摩时间
5分钟

穴位配伍
下肢痿痹：
髀关配伏兔

一穴多用
用艾条温和灸5~15分钟，可缓解腰腿痛。

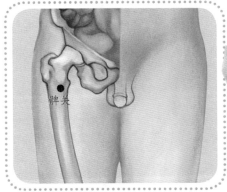

髀关

按揉髀关还可缓解腹痛。

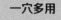按揉力度适中。

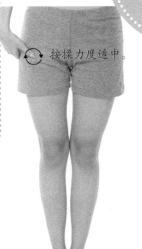

腰痛——京门穴

京门属足少阳胆经，肾之募穴，主治水道不利，为益肾利水之要穴，可以缓解水肿、胁痛、腰痛，配肾俞、三阴交，可治疗肾虚腰痛。

扫码学取穴

按摩力度
适中

按摩时间
1~3 分钟

穴位配伍
腰痛：京门配肾俞、膀胱俞、委中

名中医说：

·除了按摩以外还可以用毛巾热敷京门，有助于促进血液循环。

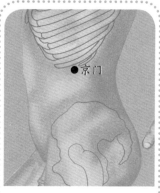

精准定位 在上腹部，第 12 肋骨游离端下际。

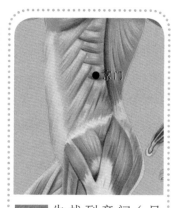

快速取穴 先找到章门（见 165 页），其后 2 横指处即是。

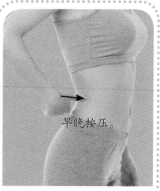

早晚按压。

按摩手法 用拇指指腹按压左右京门各 1~3 分钟。

穴位功效 京门有益气壮阳、健脾通淋、温阳益肾之功效。主治腹胀、腹痛、肠鸣、泄泻、腰痛及肾炎等。

腰腿痛——白环俞穴

白环俞在臀大肌，骶结节韧带下内缘，按摩白环俞可以调经血、利腰膝，现代常用于辅助治疗腰骶痛、坐骨神经痛、子宫内膜炎、小儿麻痹后遗症、下肢瘫痪等病症。

精准 定位 | 在骶区，横平第 4 骶后孔，骶正中嵴旁开 1.5 寸。

快速 取穴 | 两侧髂嵴高点连线与脊柱交点，往下推 5 个椎体，旁开 2 横指处即是。

穴位 主治 | 月经不调、遗精、腰腿痛、下肢瘫痪等。

穴位 功效 | 除湿散寒、调补气血。

按摩 手法 | 用指腹按揉白环俞 100 次。

名中医说：
· 腰腿痛是以腰部和腿部疼痛为主要症状的病症，腰腿痛不是一种病，而是一组症候群，在体力工作者中多见，若已出现症状则要尽可能避免重体力劳动。

扫码学取穴

按摩力度
适中

按摩次数
100 次

穴位配伍
遗精、月经不调：白环俞配三阴交、肾俞

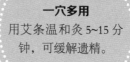
一穴多用
用艾条温和灸 5~15 分钟，可缓解遗精。

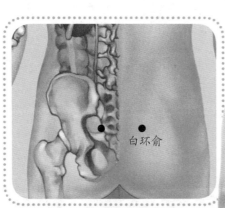

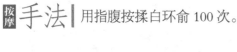
白环俞

用针灸针直刺白环俞 1~1.5寸，也可起到保健作用。

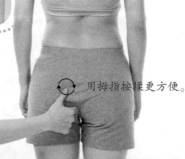
用拇指按揉更方便。

腰胯疼痛、膝盖疼痛——伏兔穴

伏兔位于下肢前外侧面，所以髋、膝关节炎或下肢前外侧病症，皆可取伏兔疏经通络、散寒止痛。本症状腰痛连及胯（髋、股）部，多为双侧，亦可单侧。多因肾虚、风邪侵袭、湿热下注或寒湿流注等引起。肾虚、风邪侵入者需多注意保暖，日常生活中可以多晒太阳，多运动，忌吃寒凉食物。湿热下注者可以饮用薏仁水，除湿热，但不可以过度。寒湿流注者日常生活中可以按摩佐以艾灸，温补阳气，驱走寒湿。

名中医说伏兔：

伏兔有缓疼止痛、散寒化湿、疏通经络的功效。大腿臃肿肥胖者，可取伏兔指压或针灸，用以瘦腿减肥。

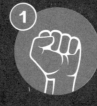

按摩力度：
适中

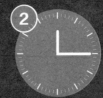

按摩次数：
200次

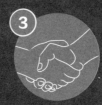

穴位配伍：
膝腿疼痛：伏兔配髀关、犊鼻

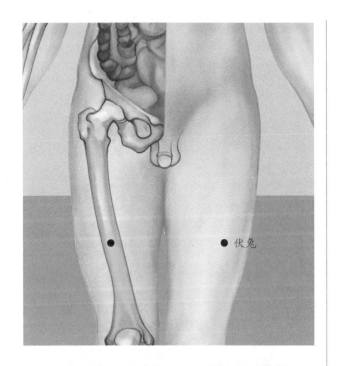

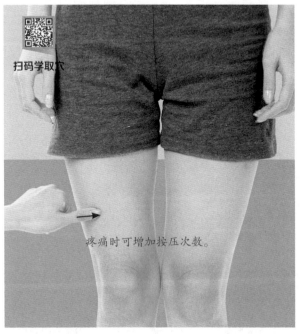

●伏兔

扫码学取穴

疼痛时可增加按压次数。

伏兔
按摩法：

| 精准定位 | 在股前区，髌底上6寸，髂前上棘与髌底外侧端的连线上。 |

| 快速取穴 | 耻骨联合上缘到髌骨上缘为14寸，髌骨外侧上缘上6寸即是。 |

| 穴位主治 | 腰膝疼痛、下肢酸软麻木、腹胀等。 |

| 按摩手法 | 用拇指按压伏兔200次。 |

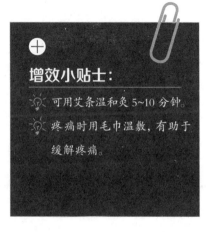

✚

增效小贴士：

💡 可用艾条温和灸5~10分钟。

💡 疼痛时用毛巾温敷，有助于缓解疼痛。

下肢痿软——
阴陵泉穴、
阴市穴

阴陵泉具有运脾化湿、益肾调经、通经活络的作用，可以缓解下肢麻痹、膝关节炎等症。此外，阴陵泉还是人体重要的排湿大穴，经常刺激按摩能够快速祛除体内的湿气，从而治疗因体内湿气过重所导致的诸多病症，如关节炎、颈椎病、湿疹、膝盖疼痛、后背痛等。阴，阴阳之阴，指寒邪；市，集市，聚散之意。阴市可疏散膝部寒气。

**名中医说
下肢痿软：**

下肢痿软，不能长时间站立，伴有麻木、疼痛等症状，多与肝气郁结、气滞血瘀、肾阴虚有关。

按摩力度：

较重

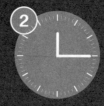

按摩时间：

1~3分钟

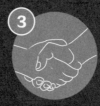

穴位配伍：

小便不利：阴陵泉配膀胱俞；
下肢不遂：阴市配足三里

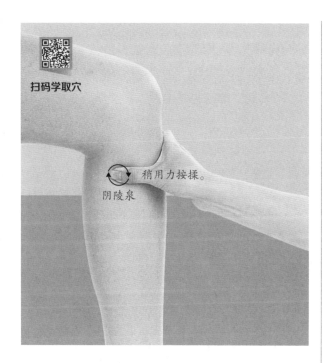

扫码学取穴

稍用力按揉。

阴陵泉

阴陵泉、阴市
按摩法：

阴陵泉穴	食指沿小腿内侧骨内缘向上推，抵膝关节下，胫骨向内上弯曲凹陷处。
按摩手法	用指腹按揉阴陵泉1~3分钟。
阴市穴	下肢伸直，髌底外侧直上4横指，按压有痛感处即是。
按摩手法	用拇指按揉阴市，可左右各按揉1~3分钟。

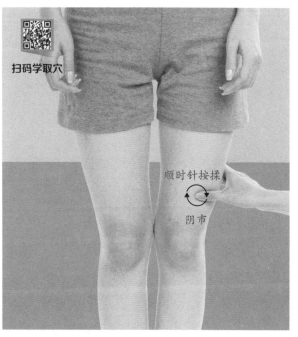

扫码学取穴

顺时针按揉

阴市

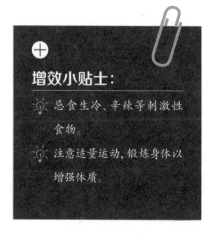

增效小贴士：

- 忌食生冷、辛辣等刺激性食物。
- 注意适量运动，锻炼身体以增强体质。

膝关节炎——犊鼻穴

膝关节在日常生活中很容易受到风寒等外邪侵袭，而犊鼻是膝关节病变的敏感反应点和特定穴位。经常按摩犊鼻，可以预防下肢、膝关节病变引起的膝痛、屈伸不利、下肢麻痹等症状。此穴也是膝关节日常保健常用穴。

扫码学取穴

按摩力度
适中

按摩时间
1~3 分钟

穴位配伍
膝痛：犊鼻
配阳陵泉、
足三里

名中医说：

·中医称"膝为筋之府"，所以平时稍有不慎，即可造成膝部损伤。若犊鼻处过于饱满，按之疼痛，则提示可能膝关节内开始出现肿胀，疾病已经发生。

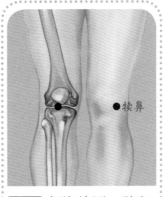

精准定位 在膝前区，髌韧带外侧凹陷中。

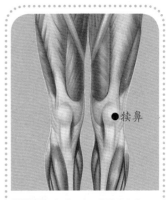

快速取穴 坐位，下肢用力蹬直，膝盖外下方凹陷处即是。

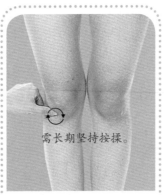

需长期坚持按揉。

按摩手法 用拇指指腹按揉 1~3 分钟。

穴位功效 犊鼻有疏风散寒、通经活络的功效，主治运动系统疾病。对膝关节炎、膝部神经痛或麻木、足跟痛等有缓解作用。

腿脚抽筋——承山穴

足太阳膀胱经外走腰脊，内连于肾，故小腿腓肠肌痉挛与风寒侵扰、肾气受损有关。治疗时常需要疏风散寒、补益腰肾，可选取承山进行按摩。

扫码学取穴

精准 定位 | 在小腿后区，腓肠肌两肌腹与肌腱交角处。

快速 取穴 | 直立，小腿用力，在小腿的后面正中可见一"人"字纹，其上尖角凹陷处。

穴位 主治 | 痔疮、便秘、腰背疼、腿脚抽筋、下肢瘫痪等。

穴位 功效 | 健脾理气、化瘀止血。

按摩 手法 | 用拇指点按承山 1~3 分钟。

名中医说：

·按摩承山，具有舒筋活血的作用，可缓解因过度运动或疲劳引起的小腿抽筋。

按摩力度
重力

按摩时间
1~3 分钟

穴位配伍
下肢痿痹：
承山配阳陵泉

一穴多用
用艾条温和灸 5~15 分钟，可缓解腿痛、疝气、腰背痛。

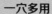
承山

点按承山时尽量用力，并坚持按住不要放松，按至肌肉痉挛缓解为宜。

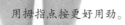
用拇指点按更好用劲。

脚踝痛、腰背痛——昆仑穴

昆仑位于足踝外侧，易遭受寒冷地气侵袭，一旦被寒气困扰，足太阳经气难以上下畅达，就会导致筋脉拘急、疼痛不舒，按摩昆仑的主要目的就是疏通经气、祛寒止痛。除了按摩昆仑外，还可以用毛巾热敷，或者每日用热水泡脚，水需没过昆仑以上，泡 10~15 分钟为宜。这样也可以有效刺激昆仑，从而改善脚踝痛、腰背痛等症状。

名中医说昆仑：

古文献记载："踝跟骨痛灸昆仑"，此穴能治踝部病症。另外，足太阳膀胱经循行部位的疼痛，皆可以取昆仑进行治疗，尤其对治疗腰背疼痛效果明显。

① 按摩力度：
适中

② 按摩时间：
3~5 分钟

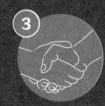

③ 穴位配伍：
头痛、癫痫：昆仑配百会、风池、合谷、后溪、申脉

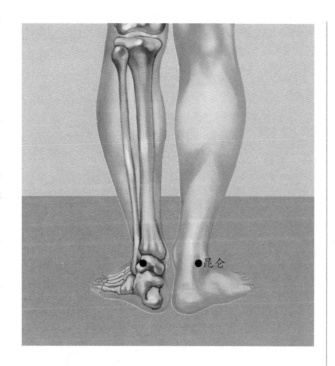

●昆仑

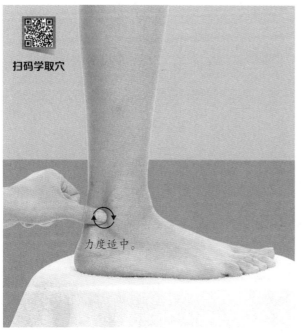

扫码学取穴

力度适中。

昆仑
按摩法：

| 精准定位 | 在踝区，外踝尖与跟腱之间的凹陷中。 |

| 快速取穴 | 正坐垂足着地，外踝尖与跟腱之间凹陷处即是。 |

| 穴位主治 | 头痛、腰骶疼痛、外踝部红肿、足部生疮、下肢痿痹等。 |

| 按摩手法 | 用拇指按揉3~5分钟。 |

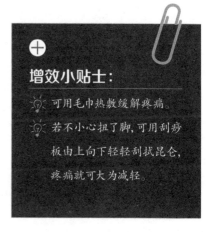

➕ 增效小贴士：

💡 可用毛巾热敷缓解疼痛。

💡 若不小心扭了脚，可用刮痧板由上向下轻轻刮拭昆仑，疼痛就可大为减轻。

01 > 中老年人由于机体功能逐步退化，易引发一系列慢性疾病，长期坚持按摩穴位，能有效缓解疾病。

02 > 健康的内环境可以让女性由内而外散发出好气色，而按摩恰可以从内而外调理气血。

03 > 男性的肾虚、阳痿等难言之隐，通过按摩一些特定穴位可以达到缓解或治愈的目的。

04 > 孩子由于发育不完全，很容易受外邪侵扰，针对孩子的常见病症，可以选取对应穴位进行按摩，能有效缓解不适。

第三章
不同人群适用的保健穴

中老年人希望自己延年益寿；女人希望自己容颜常驻；男人希望自己精力旺盛；孩子的健康状况，一家人都很关心。本章根据这四类人群经常出现的常见症状——对症取穴，教你学按摩，保障全家人的身体健康。

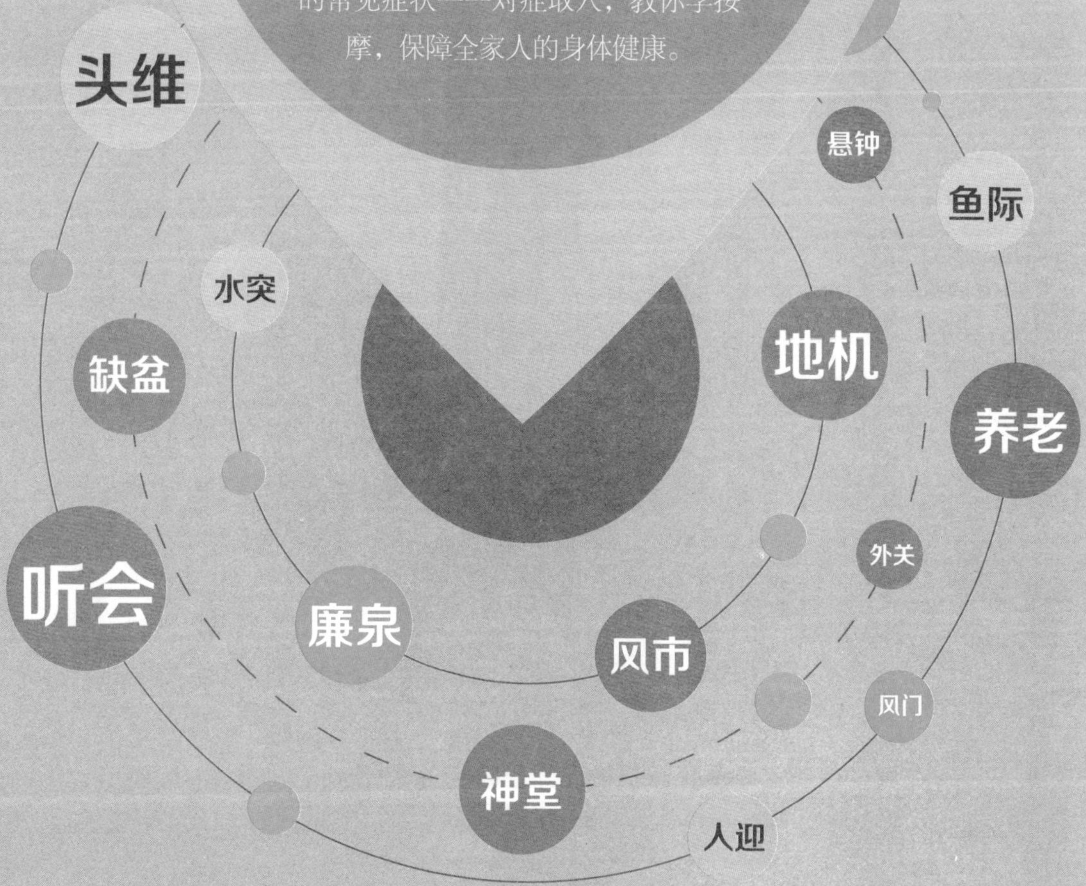

头维

悬钟

鱼际

水突

缺盆

地机

养老

听会

廉泉

外关

风市

风门

神堂

人迎

适合中老年的 22 个保健穴

人到中年以后，各个脏腑器官代谢减慢，会产生一些诸如耳鸣耳聋、胸闷气喘、腰腿疼痛等不适，按摩对症的保健穴位，可以有效改善症状。

头维穴——面肌痉挛不用怕

头维为足阳明胃经与足少阳胆经两经相会之处。按照中医"六腑以通为用"的理论，按压此穴，既能解前额阳明之疾，又可除颞部少阳之病，既能用于养生保健、美容护肤，又能用于头面部疾病的治疗。

扫码学取穴

按摩力度
重力

按摩次数
10~20 次

穴位配伍
头痛：头维配
合谷

名中医说：

·头维为胃经向头部输送气血之处，对头部各项功能的正常运转起着重要作用。

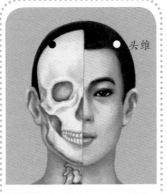

精准定位 在头部，额角发际直上 0.5 寸，头正中线旁开 4.5 寸。

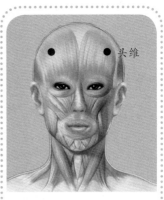

快速取穴 在额头上，距额角 1 横指处。

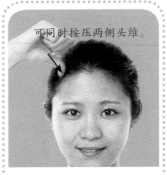

可同时按压两侧头维。

按摩手法 用拇指指腹按压 10~20 次，力度以有酸胀感为宜。

穴位功效 头维有清头明目、安神利窍的功效，主治面肌痉挛、偏头痛、目赤肿痛、视物不清等。

巨髎穴——面神经麻痹就按它

巨髎位于手足三阳经脉循行交会之处，与颧骨部有密切关系，故本穴为治疗面神经麻痹特别有效的穴位。

精准 定位｜在面部，横平鼻翼下缘，瞳孔直下。

快速 取穴｜直视前方，沿瞳孔垂直线向下，与鼻翼下缘水平线交点凹陷处即是。

穴位 主治｜口眼㖞斜、鼻出血、牙痛、面痛、面神经麻痹等。

穴位 功效｜清热息风、明目退翳。

按摩 手法｜用指腹点按巨髎 3~5 分钟。

名中医说：
· 用拇指指腹推抹巨髎及其周围 30 秒，长期坚持可改善皮肤松弛的状况。

扫码学取穴

按摩力度
适中

按摩时间
3~5 分钟

穴位配伍
三叉神经痛：
巨髎配下关

一穴多用
用艾条温和灸 5~15 分钟，可辅助治疗口眼㖞斜、鼻衄等症。

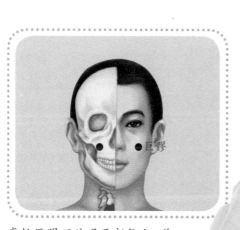
巨髎

按至有酸痛感为宜。

常按巨髎可疏通面部气血，美容养颜。

水突穴——缓解慢性咽炎

水，指水谷之气；突，指穿凿成洞穴；水突意为穴乃阳明水谷之气穿突之处也。按摩水突可以调理和保养咽喉，改善声音嘶哑等症状。

扫码学取穴

按摩力度
轻柔

按摩次数
100 次

穴位配伍
咽喉肿痛：
水突配天鼎、
人迎

名中医说：

·慢性咽炎常由急性咽炎演变而来，多由用嗓过度、烟酒刺激、熬夜等因素造成，按摩水突具有利咽宽喉、润喉开音的作用。

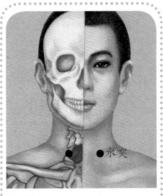

精准定位 在颈部，横平环状软骨，胸锁乳突肌前缘。

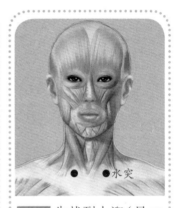

快速取穴 先找到人迎（见75页），再于锁骨内侧端上缘两筋之间的凹陷处取气舍，两穴连线中点即是。

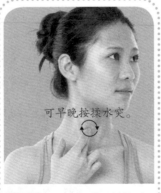

可早晚按揉水突。

按摩手法 用中指指腹按揉100次，手法要轻柔。

穴位功效 水突有清热利咽、降逆平喘、通经活络的功效，主治呼吸喘鸣、咽喉肿痛、咳逆上气、慢性咽炎、呃逆等症。

缺盆穴——缓解咳嗽、喘鸣

感到缺盆肿胀，代表胃经气血不能顺利传输，就会阻塞在头颈部位，产生头痛、咽痛等症状，严重时会有致命的危险。而通过按摩可使缺盆中郁积之气得以释放，化险为夷。

精准 定位 | 锁骨上大窝，锁骨上缘凹陷中，前正中线旁开 4 寸。

快速 取穴 | 正坐，乳中线直上锁骨上方有一凹陷，凹陷中点按压有酸胀感处即是。

穴位 主治 | 呼吸喘鸣、咽喉肿痛、慢性咽炎、打嗝上气、咳嗽。

穴位 功效 | 宽胸利膈、止咳平喘、消肿止痛。

按摩 手法 | 用拇指指腹按压 3 分钟。

名中医说：

·孕妇不可以针灸、拔罐、艾灸缺盆，否则易引起流产。

扫码学取穴

按摩力度
适中

按摩时间
3 分钟

穴位配伍
咽喉肿痛：
缺盆配合谷、
少商

一穴多用
用刮痧板从内向外刮拭 3~5 分钟，可辅助治疗胸痛、咽喉肿痛等症。

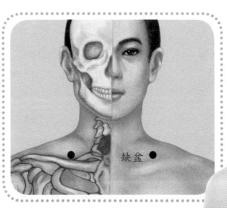

缺盆

若咳嗽症状未缓解，按压时间可延长。

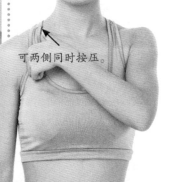

可两侧同时按压。

扶突穴——缓解甲状腺肿

扶突可理气、化痰、止痒，促进体内代谢产物的降解与排泄，经常按摩扶突对咳嗽、气喘、咽喉肿痛、甲状腺肿有调理、缓解和治疗作用。

扫码学取穴

按摩力度
轻柔

按摩时间
3 分钟

穴位配伍
甲状腺功能
亢进：扶突
配合谷

名中医说：

·中医认为，甲状腺肿多为痰湿积聚、阻滞经脉所致。肺与大肠表里相属，故取手阳明经扶突，可清泻痰湿与治疗肺之疾。

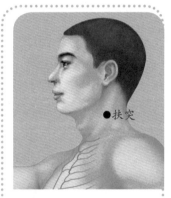

精准定位 在胸锁乳突肌区，横平喉结，胸锁乳突肌的前后缘中间。

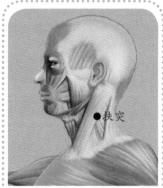

快速取穴 头微侧，手指置于平喉结的胸锁乳突肌肌腹中点，按压有酸胀感处即是。

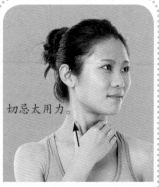

切忌太用力。

按摩手法 用拇指或食指指腹按压两侧穴位，左右各按压 3 分钟。

穴位功效 扶突有清润肺气、平喘止咳、理气化痰的功效，主治咳嗽、甲状腺肿、气喘、咽喉肿痛、呃逆等。

听会穴——改善耳鸣、耳聋

听会在耳垂边、贴着面颊的部位，为足少阳胆经穴位。耳鸣、耳聋与胆经关系密切，点按听会，可疏通胆经气血，缓解听不清、听不见等症状。

扫码学取穴

精准 定位 | 在面部，耳屏间切迹与下颌骨髁突之间的凹陷中。

快速 取穴 | 正坐，耳屏下缘前方，张口有凹陷处即是。

穴位 主治 | 头痛、下颌关节炎、口眼㖞斜、耳鸣、耳聋等。

穴位 功效 | 开窍聪耳、清热止痛、祛风通络。

按摩 手法 | 用指腹按揉听会 1~3 分钟。

名中医说：

·听会在耳前，主治耳病，为耳部脉气之聚会，亦如管理听觉之都会处也。

按摩力度
轻柔

按摩时间
1~3 分钟

穴位配伍
耳鸣、耳聋：
听会配听宫、中渚

一穴多用
用刮痧板从上向下刮拭 3~5 分钟，可缓解耳鸣、耳聋。

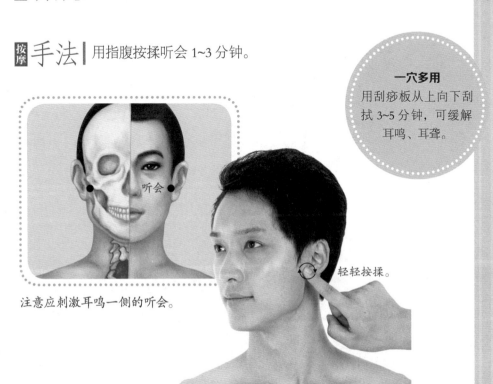

听会

注意应刺激耳鸣一侧的听会。

轻轻按揉。

廉泉穴——缓解中风

廉泉，水名。廉泉当喉结上缘有棱之处，有如吐液之源泉。而廉泉则为唾液所聚集之处，按摩廉泉对中风失语、声音嘶哑、吞咽困难皆有较好的疗效。

扫码学取穴

按摩力度
轻柔

按摩时间
3~5分钟

穴位配伍
扁桃体炎、慢性咽炎：廉泉配少商、合谷

名中医说：

·长期被慢性咽炎、哮喘困扰或担心患中风的老年人，不妨每天自行按摩廉泉数分钟。长期坚持有养生保健、抗衰延寿的作用。

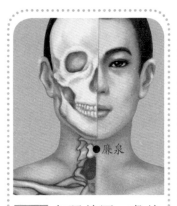

精准定位 在颈前区，喉结上方，舌骨上缘凹陷中，前正中线上。

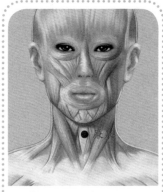

快速取穴 从下巴沿颈前正中线向下推，喉结上方可触及舌骨体，上缘中点处即是。

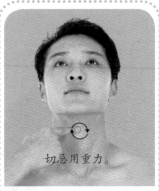

切忌用重力。

按摩手法 用食指指腹点揉廉泉，用力要轻且均匀。

穴位功效 廉泉有开舌窍、通喉痹、利咽喉的功效，主治舌下肿痛、中风失语、舌强不语、暴喑、口舌生疮等。

神堂穴——缓解气喘、胸闷

神堂，意指心室的阳热之气由此外输膀胱经，能外散心室之热，主治咳嗽、气喘、胸闷，现代常被用来辅助治疗冠心病、心绞痛、支气管炎、支气管哮喘等。

精准 定位 | 在脊柱区，第 5 胸椎棘突下，后正中线旁开 3 寸。

快速 取穴 | 低头屈颈，颈背交界处椎骨高突向下推 5 个椎体，下缘旁开 4 横指处。

穴位 主治 | 心悸、胸闷、失眠、肩背痛、哮喘、心脏病等。

穴位 功效 | 止咳平喘、理气止痛。

按摩 手法 | 用拇指点压 3~5 分钟。

名中医说：

· 经常刺激神堂，可以畅通气血，调理肺、胃功能。对低血压、心情烦躁也有很好的调理作用。

扫码学取穴

按摩力度
较重

按摩时间
3~5 分钟

穴位配伍
冠心病：神堂配心俞、内关

一穴多用
用艾条温和灸 10~15 分钟，可缓解胸闷等症。

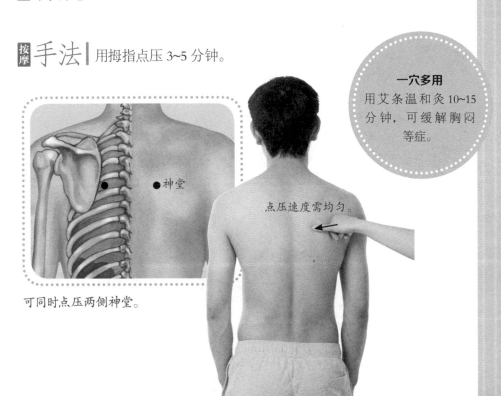

神堂

点压速度需均匀。

可同时点压两侧神堂。

风市穴——常按远离中风

风市，属足少阳胆经。此处易为风邪所聚集，亦为驱散风邪之要地也。

扫码学取穴

按摩力度

重力

按摩时间

3~5分钟

穴位配伍

类风湿性关节炎：风市配大杼

名中医说：

·当感觉累了的时候，敲一敲风市，就会变得有精神，而且免疫功能也会提高。

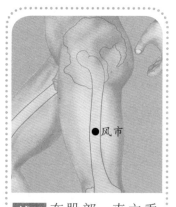

精准定位 在股部，直立垂手，掌心贴于大腿时，中指尖所指凹陷中，髂胫束后缘。

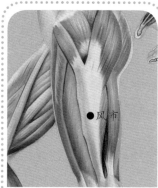

快速取穴 直立垂手，手掌并拢伸直，中指尖处即是。

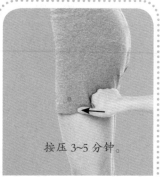

按压3~5分钟。

按摩手法 用拇指指腹按压穴位，以有酸、胀、麻感觉为度。

穴位功效 风市主治由风寒、风湿引起的各种疾病，按摩风市可以预防中风、半身不遂、下肢麻痹、全身瘙痒等。

人迎穴——双向调血压

人迎和肾、脾、肝、心、三焦、胆、小肠、冲脉、任脉等多条经脉相通，按摩人迎，对高血压、咽喉肿痛有良好的治疗效果。

精准 定位 | 在颈部，横平喉结，胸锁乳突肌前缘，颈总动脉搏动处。

快速 取穴 | 正坐，从喉结往外侧量 2 横指，在胸锁乳突肌前缘触及动脉搏动处。

穴位 主治 | 胸满气逆、咽喉肿痛、食欲不振、高血压等。

穴位 功效 | 利咽散结、理气降逆。

按摩 手法 | 用拇指指腹轻轻按压人迎 1~3 分钟。

名中医说：

·在按压人迎时，要随时注意血压和心率的变化，不可用力过度或按压太久，否则会有生命危险。

扫码学取穴

按摩力度
轻柔

按摩时间
1~3 分钟

穴位配伍
高血压：人迎配大椎、太冲

一穴多用
用艾条温和灸 10~15 分钟，可缓解气喘等症。

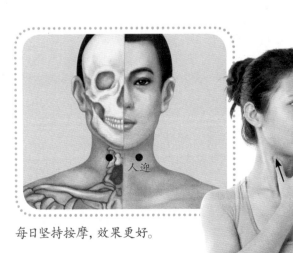

人迎

切忌用重力。

每日坚持按摩，效果更好。

风门穴——缓解常年咳喘

风，指气，又指风邪；门，出入的门户。风门，既为肺气出入与风邪犯人之门户，也为治风邪之所，是中医祛风常用的穴位之一。

扫码学取穴

按摩力度
适中

按摩时间
1~3分钟

穴位配伍
咳嗽、气喘：
风门配肺俞

名中医说：

·在现代疾病中，各种过敏性疾病日益增多，如湿疹、支气管哮喘、过敏性鼻炎、皮肤瘙痒等，中医认为这些多是风邪所致，宜取风门，有抗过敏、止痒的作用。

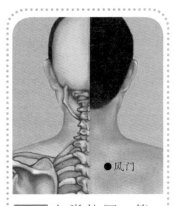

精准定位 在脊柱区，第2胸椎棘突下，后正中线旁开1.5寸。

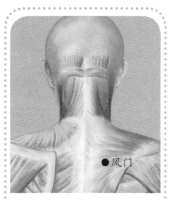

快速取穴 低头屈颈，颈背交界处椎骨高突向下推2个椎体，下缘旁开2横指处即是。

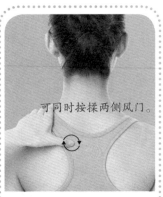

可同时按揉两侧风门。

按摩手法 用拇指指腹按揉1~3分钟。

穴位功效 按摩风门有宣通肺气、调理气机的功效，能够辅助治疗各种风寒感冒、发热、咳嗽、哮喘、支气管炎等疾病。

外关穴——缓解腰痛

外关同内关一样，也是人体中一个非常重要且常用的穴位。手少阳三焦经走行的多是头、颈、胸胁、四肢的侧面部位，故这些部位的疾病，皆可取外关治疗。

精准定位 在前臂后区，腕背侧远端横纹上2寸，尺骨与桡骨间隙中点。

快速取穴 抬臂俯掌，掌腕背横纹中点直上3横指，前臂两骨之间的凹陷处。

穴位主治 感冒、头痛、三叉神经痛、腰痛、颈椎病、落枕等。

穴位功效 清热消肿、散瘀止痛。

按摩手法 用拇指指腹点按1~3分钟，力度以有酸胀感为宜。

名中医说：

· 外关与内关相对，是治疗人体外部疾病的关键穴位，外关通过经络与心相连，所以还有调理气血的功效。

扫码学取穴

按摩力度
适中

按摩时间
1~3分钟

穴位配伍
偏头痛：外关配太阳、率谷

一穴多用
用艾条温和灸5~15分钟，可缓解头痛。

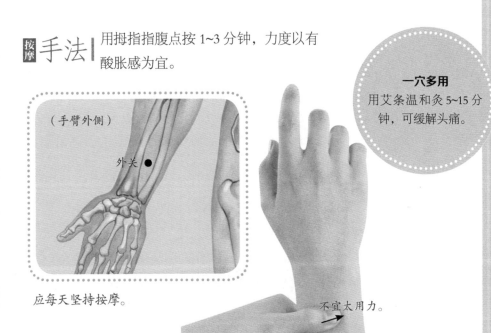

（手臂外侧）

外关 ●

应每天坚持按摩。

不宜太用力。

养老穴——老年体健靠养老

养老对大部分老年病有治疗作用，如高血压、头昏眼花、耳聋、腰酸腿痛等，能够很好地改善身体的微循环。

扫码学取穴

按摩力度
适中

按摩时间
1~3 分钟

穴位配伍
目视不明：
养老配太冲

名中医说：

· 养老是调治老年疾病的重要穴位。按摩此穴对因老年人身体器官退化、衰老而导致的各种疾病均有疗效。

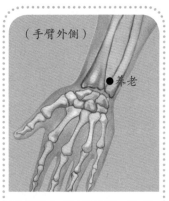
（手臂外侧）
●养老

精准定位 在前臂后区，腕背横纹上 1 寸，尺骨头桡侧凹陷中。

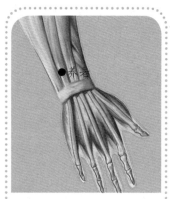
●养老

快速取穴 屈腕掌心向胸，沿小指侧隆起高骨往桡侧推，触及一骨缝处即是。

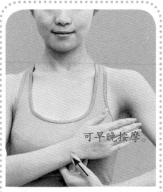
可早晚按摩。

按摩手法 用一只手拇指指尖向下按压另一只手穴位 1~3 分钟。

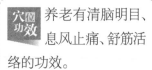

穴位功效 养老有清脑明目、息风止痛、舒筋活络的功效。

地机穴——调节胰岛素分泌

地即土地，在此指下肢；机即机要，又因脾属土，在此意为脾经之机要穴位。而人体的后天之本都靠脾胃来供应，所以按压地机，可以增强整个脾胃的运化功能。

精准定位 | 在小腿内侧，阴陵泉下 3 寸，胫骨内侧缘后际。

快速取穴 | 先找到阴陵泉（见 59 页），直下 4 横指处即是。

穴位主治 | 腹胀、腹痛、月经不调、遗精、糖尿病等。

穴位功效 | 健脾除湿、调经止遗。

按摩手法 | 用拇指指腹用力按压 1~3 分钟。

名中医说：
· 地机对胰腺很有帮助，可以调节胰岛素分泌，降低血糖，慢性胰腺炎、糖尿病都可以通过按摩地机来防治。

扫码学取穴

按摩力度
重力

按摩时间
1~3 分钟

穴位配伍
糖尿病：地机 配 三阴交、公孙

一穴多用
用艾条温和灸 5~15 分钟，可调经止遗。

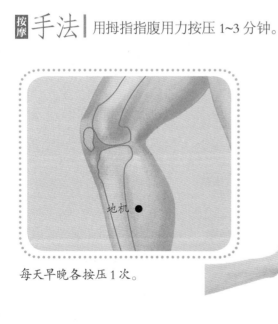

每天早晚各按压 1 次。

重力按压地机。

曲池穴——改善上肢瘫痪

曲池是大肠经五输穴中的合穴，有清热解毒的作用，对大肠有热、心情烦躁及咳嗽、哮喘等有一定的疗效，还有舒筋利节的作用，也是治上肢瘫痪的重要穴位。

扫码学取穴

按摩力度
适中

按摩时间
2~5分钟

穴位配伍
上肢痿痹：
曲池配肩髃、
外关

名中医说：

·经常按揉曲池，能够改善肤质，缓解皮肤粗糙、老年斑及荨麻疹等问题。

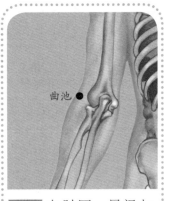

精准定位 在肘区，尺泽与肱骨外上髁连线的中点处。

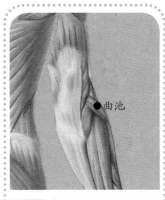

快速取穴 先找到尺泽（肘横纹上，肱二头肌腱桡侧缘凹陷中）和肱骨外上髁，其连线中点处即是。

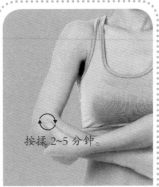

按揉2~5分钟。

按摩手法 用拇指指腹按揉2~5分钟，力度以产生酸胀感为宜。

穴位功效 曲池有清热和营、理气和胃、降逆活络的功效，主治外感发热、咳嗽、气喘、腹痛、吐泻、齿痛、湿疹、痤疮、手臂肿痛、白癜风、荨麻疹等。

郄门穴——心绞痛应急穴

治心病首先得治血，而治血的重点在于经气运行的调整。郄门属手厥阴心包经，为心包经之郄穴。郄穴善治急症、血证。心绞痛时用郄门，既能行血活血，又能行气通络。

精准 定位 | 在前臂前区，腕掌侧远端横纹上 5 寸，掌长肌腱与桡侧腕屈肌腱之间。

快速 取穴 | 屈腕握拳，腕横纹向上 3 横指，两索状筋之间是内关，向上 4 横指处。

穴位 主治 | 心胸部疼痛、心悸、呕血、鼻塞等。

穴位 功效 | 定悸止惊、涤痰开窍。

按摩 手法 | 用拇指按压另一只手郄门 1~3 分钟。

名中医说：

·作为心包经经气出入的门户，郄门的地位尤为重要，它对养心有明显的作用。

扫码学取穴

按摩力度
适中

按摩时间
1~3 分钟

穴位配伍
心胸痛：郄门配内关、膈俞

一穴多用
用艾条温和灸 5~15 分钟，可缓解心悸、心动过速等。

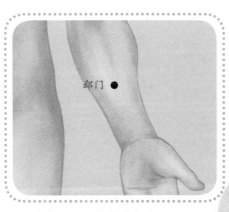

郄门

心动过速和心绞痛患者发病时可用郄门急救。

← 切忌过于用力按压。

鱼际穴——平喘效果佳

鱼际为肺经荥穴，五行属性中属火。"荥主身热"，故此穴具有清肺泻火、清宣肺气的作用，可辅助治疗风热犯肺、痰热壅肺或肺失肃降所致的咳嗽气喘、胸闷胸痛。针刺鱼际还可以改善肺呼吸功能，使呼吸平稳。

扫码学取穴

按摩力度
重力

按摩时间
3~5 分钟

穴位配伍
咽喉肿痛：
鱼际配少商；
哮喘：鱼际配
孔最、天突

名中医说：

· 鱼际作为手太阴肺经的荥穴，以肺内疾病作为治疗重点。治疗时，可根据病情的需要，分别选择指压、针灸等方法。

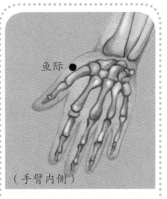

（手臂内侧）

精准定位 在手外侧，第 1 掌骨桡侧中点赤白肉际处。

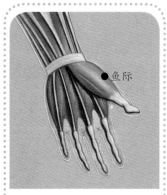

快速取穴 手掌大鱼际隆起处外侧第 1 掌骨中点赤白肉际处。

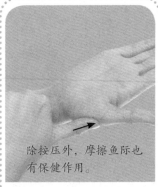

除按压外，摩擦鱼际也有保健作用。

按摩手法 用拇指指腹用力向下按压左右鱼际各 3~5 分钟。

穴位功效 鱼际清肺泻火的功效非常强，还有解表、利咽、化痰的功效，用于辅助治疗各种肺热证。对感冒发热、咽喉肿痛、打喷嚏等感冒早期症状有很好的疗效。

中渎穴——改善胆道疾病

中渎，从字面意思看，就是中焦（包括脾、胃、肝、胆）容易堵塞瘀滞的水沟，一般指胆囊和胆管。所以中渎是治疗胆结石、胆囊炎及胆绞痛的要穴。

精准 定位 | 在股部，腘横纹上7寸，髂胫束后缘。

快速 取穴 | 先找到风市（见74页），直下3横指处即是。

穴位 主治 | 胆结石、下肢痿痹、半身不遂、坐骨神经痛等。

穴位 功效 | 温经散寒、祛风通络。

按摩 手法 | 用拇指按揉1~3分钟。

名中医说：

·胆囊中如果胆汁流通不畅，就会嘴苦、两胁胀痛、头胀、乳房胀痛，有些人甚至出现胆结石、胆囊炎等症。中渎就是能疏通瘀阻的一个要穴。

扫码学取穴

按摩力度
重力

按摩时间
1~3分钟

穴位配伍
中风后遗症：中渎配环跳

一穴多用
用火罐留罐5~10分钟，可辅助治疗胆囊炎。

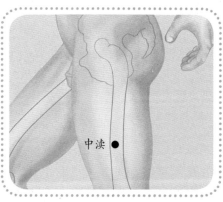
中渎 ●
可用拳头敲打中渎缓解病症。

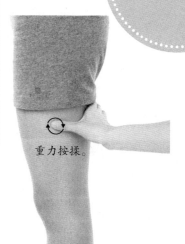
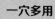
重力按揉。

悬钟穴——降血压效果好

悬钟为八会穴中的"髓会"，髓生血，所以这个穴位疏通经络、行气活血的功能特别强，堪称人体天生的降压大药。

扫码学取穴

按摩力度
适中

按摩时间
10~15 分钟

穴位配伍
高脂血症：
悬钟配丰隆

名中医说：

· 如果高血压患者低压值偏高，就可以取悬钟来进行治疗。

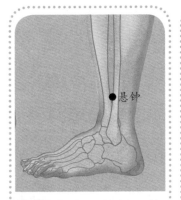

精确定位 在小腿外侧，外踝尖上 3 寸，腓骨前缘。

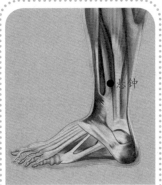

快速取穴 外踝尖直上 4 横指处，腓骨前缘处即是。

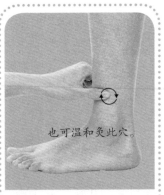

也可温和灸此穴。

按摩手法 用拇指指腹按揉 10~15 分钟，力度以有酸胀感为宜。

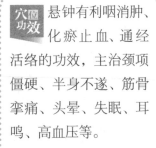

穴位功效 悬钟有利咽消肿、化瘀止血、通经活络的功效，主治颈项僵硬、半身不遂、筋骨挛痛、头晕、失眠、耳鸣、高血压等。

维道穴——消除四肢水肿

维道有健脾和胃、利水消肿、缓解疼痛的功效，可辅助治疗四肢水肿、腰背疼痛、腰肌劳损、下肢痹痛、膝关节炎等慢性病症。

精准 定位 | 在下腹部，髂前上棘内下 0.5 寸。

快速 取穴 | 先横平脐下 3 寸，髂前上棘内侧处取五枢，五枢前下半横指处即是。

穴位 主治 | 四肢水肿、盆腔炎、附件炎、子宫脱垂等。

穴位 功效 | 温经散寒、缓急止痛。

按摩 手法 | 用拇指按揉维道 200 次，至有酸、胀、麻等感觉为佳。

名中医说：
·维道是足少阳胆经和带脉的交会穴，因此对带脉主治的腰部和下肢疾病、生殖系统疾病也有很好疗效。

扫码学取穴

按摩力度
适中

按摩次数
200 次

穴位配伍
月经不调：维道配三阴交

一穴多用
用艾条温和灸 5~15 分钟，可辅助治疗疝气、水肿等。

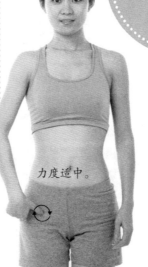

● 维道

力度适中。

按摩时也可用两指置于穴道处自上向下摩动。

解溪穴——缓解足踝部肿痛

解，指分解、缓解；溪，山洼流水之沟。解溪在踝关节横纹凹陷之中，能治足踝骨节诸病，缓解足踝部肿痛。按摩解溪还可以强壮脏腑，提高消化系统功能，促进血液循环，改善脑供血不足的状况。

扫码学取穴

按摩力度
适中

按摩时间
1~3 分钟

穴位配伍
腹胀：解溪配商丘、血海

名中医说：

·解溪作为足阳明胃经的经穴，主要针对的是肠胃消化系统或者足阳明胃经所经过部位的一些疾病。

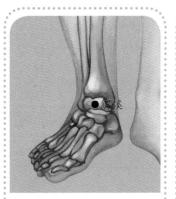

精准定位 在踝区，踝关节前面中央凹陷中，拇长伸肌腱与趾长伸肌腱之间。

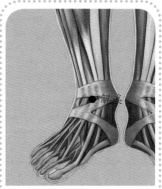

快速取穴 足背与小腿交界处的横纹中央凹陷处，足背两条肌腱之间即是。

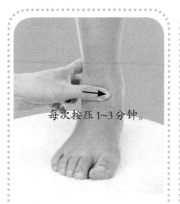

每次按压1~3分钟。

按摩手法 用拇指指腹按压，力度以产生酸胀感为宜。

穴位功效 解溪具有舒筋活络、清热化痰、镇静安神的作用，主治头痛、脑供血不足、腹胀、便秘、脚踝疼痛等。

陷谷穴——理气止胃痛

按摩陷谷，可以调理脾胃功能，对胃、肠、肾等都有很好的保健作用，尤其适合体虚之人。

精准定位｜在足背，第2、3跖骨间，第2跖趾关节近端凹陷中。

快速取穴｜足背第2、3跖骨结合部前方凹陷处，按压有酸胀感处即是。

穴位主治｜慢性胃炎、面部水肿、腹痛、足背肿痛等。

穴位功效｜清热解表、和胃行水。

按摩手法｜用拇指指尖按揉陷谷1~3分钟。

名中医说：
·按揉陷谷时，先左脚侧穴后右脚侧穴，疗效更佳。

扫码学取穴

按摩力度
适中

按摩时间
1~3分钟

穴位配伍
肢体酸痛：
陷谷配束骨

一穴多用
用三棱针在陷谷点刺放血1~2毫升，可缓解头面肿痛、目肿。

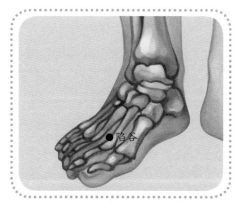
陷谷

若用灸法，可用艾条温和灸5~10分钟。

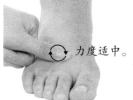
↻ 力度适中。

呵护女性的 14 个保健穴

常按摩一些保健穴位，可以帮助女性改善皱纹、黑眼圈、月经不调等症状，令女性恢复好气色。

阳白穴——淡化抬头纹

阳白是多条经脉的交会之处，并且位于血管、神经丰富的面部区域，属于多气多血的穴位，经常刺激阳白，可使面部红润，肤色健康有光泽。

扫码学取穴

按摩力度
适中

按摩时间
1~3 分钟

穴位配伍
目赤肿痛、夜盲症、近视：阳白配肝俞、肾俞、风池、太阳、睛明、攒竹

名中医说：

·阳白是面部美容保健中一个非常重要的穴位。眉毛稀疏、易脱落者，按压阳白，能刺激眉毛毛囊根部的营养和血液循环，促进眉毛的生长。

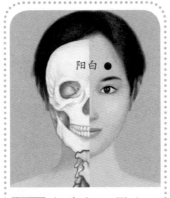

精准定位 在头部，眉上 1 寸，瞳孔直上。

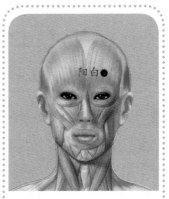

快速取穴 正坐，眼向前平视，自瞳孔直上眉上 1 横指处即是。

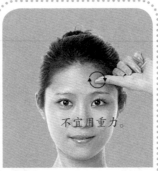

按摩手法 用拇指指腹揉按 1~3 分钟。

不宜用重力。

穴位功效 阳白有滋肝补肾、祛风化湿的功效，主治目赤肿痛、眼睑下垂、口眼㖞斜、头痛等，还有淡化抬头纹，促进眉毛生长的作用。

承泣穴——善治黑眼圈

承泣是穴位疗法中治疗眼疾非常重要的穴位之一，也是有利于消除眼部疲劳的穴位，正好处在眼袋的位置。按摩此穴对于减轻黑眼圈和眼袋有非常好的效果。

精准 定位 | 在面部，眼球与眶下缘之间，瞳孔直下。

快速 取穴 | 食指、中指伸直并拢，中指贴于鼻侧，食指指尖位于下眼眶边缘处即是。

穴位 主治 | 目赤肿痛、视物模糊、白内障、黑眼圈、口眼㖞斜等。

穴位 功效 | 散风清热、明目止泪、通经活络。

按摩 手法 | 用中指指腹按揉 3~5 分钟。

名中医说：
·承泣受到刺激后，可能会有眼睛酸胀、泪水夺眶而出的感觉，这一般是正常状况。

扫码学取穴

按摩力度
轻柔

按摩时间
3~5 分钟

穴位配伍
目赤肿痛：
承泣配太阳

一穴多用
用艾条温和灸 5~15 分钟，也可以减轻黑眼圈。

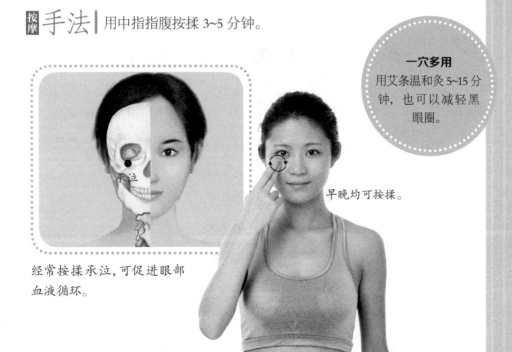

承泣

早晚均可按揉。

经常按揉承泣，可促进眼部血液循环。

地仓穴——抚平口周皱纹

按摩地仓，可刺激口轮匝肌以及面颊深层肌肉，使肌肉恢复弹性，起到改善面部松弛、提拉嘴角的功效。

扫码学取穴

按摩力度
适中

按摩时间
1~3分钟

穴位配伍
口喎、流涎：
地仓配颊车

名中医说：

·在面部诸多经穴里，地仓声名显赫，主要是因为在历代医家眼中，由面神经麻痹等引起的流涎流泪，穴位治疗大多离不开地仓和颊车。

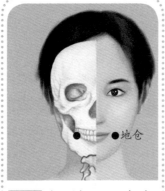

精准定位 在面部，口角旁开0.4寸（指寸）。

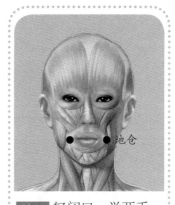

快速取穴 轻闭口，举两手，用食指指甲垂直下压唇角外侧两旁即是。

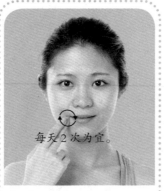

每天2次为宜。

按摩手法 用中指指腹按揉地仓1~3分钟。

穴位功效 地仓具有疏经活络、活血化瘀、祛风止痛、安神利窍的作用，主治口眼喎斜、流涎、齿痛、三叉神经痛、眼睑眴动等。

颧髎穴——色斑、粉刺一扫光

按摩颧髎可以保健肠胃，增强脾胃功能。中医认为，脾主肌肉，脾胃功能良好的人，能为肌肤提供充足的营养，肌肤就会富有弹性而紧致。反之，脾胃功能不好，肌肤就会弹性减弱、过早松弛。

精准 定位 | 在面部，颧骨下缘，目外眦直下凹陷中。

快速 取穴 | 在面部，颧骨最高点下缘凹陷处即是。

穴位 主治 | 面痛、口眼㖞斜、三叉神经痛、牙龈肿痛等。

穴位 功效 | 祛风镇痉、清热消肿、通经活络。

按摩 手法 | 用拇指指尖按压 1~3 分钟。

名中医说：
· 在中医学中，颧髎是面部美容的特定穴之一。常按摩颧髎可以改善面部血液循环，对色斑和粉刺有很好的调理和治疗作用。

扫码学取穴

按摩力度
适中

按摩时间
1~3 分钟

穴位配伍
口㖞：颧髎配
地仓、颊车；
牙痛：颧髎
配合谷

一穴多用
用平刮法刮拭面部颧髎，有助淡化色斑。

可用艾条温和灸 5~15 分钟，有助疏通面部气血。

力度适中。

颊车穴——减少面部皱纹

颊，指穴所在的部位为面颊。车，运载工具也。颊车的功用是运送胃经的五谷精微气血循经至头，因此多按摩颊车能促进面部气血循环，减少皱纹。

扫码学取穴

按摩力度
适中

按摩时间
1~3分钟

穴位配伍
牙痛：颊车配
地仓、合谷

名中医说：

· 古人认为，凡是面部的皮肤肌肉痉挛、肿胀，颈部肿大及耳聋、目视不明等问题，多是气血瘀阻所致。因而"只要颊车一通，内外上下皆无滞塞"，可见颊车的重要性。

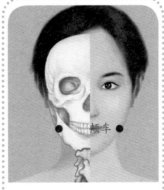

精准定位 在面部，下颌角前上方1横指处。

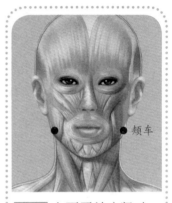

快速取穴 上下牙关咬紧时，隆起的咬肌高点，放松时按之凹陷处。

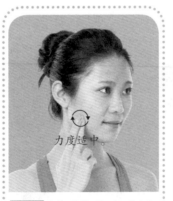

力度适中。

按摩手法 用手指按揉颊车1~3分钟。

穴位功效 颊车有祛风清热、安神利窍、开关通络的功效，主治口眼㖞斜、牙痛、齿痛、面肌痉挛等。

鸠尾穴——皮肤干燥不用愁

鸠尾是任脉的络穴，根据中医经络理论，凡发生在任脉分布经过处的疾病或属于络穴的虚实病症，皆可取络穴加以治疗，因此属于任脉或其络脉的疾病，可取鸠尾治疗。

精准 定位 | 在上腹部，剑胸结合下 1 寸，前正中线上。

快速 取穴 | 从剑胸结合部沿前正中线直下 1 横指处即是。

穴位 主治 | 胸满咳逆、咽喉肿痛、偏头痛、哮喘、呕吐、胃脘痛等。

穴位 功效 | 宽胸止痛、降逆止呕、开窍醒神。

按摩 手法 | 用拇指指腹按揉鸠尾 1~3 分钟。

名中医说：
·在中医学中，鸠尾是面部美容的特定穴之一。常按摩可以改善面部血液循环，调节水油平衡。

扫码学取穴

按摩力度
适中

按摩时间
1~3 分钟

穴位配伍
胃痛：鸠尾配梁门、足三里

一穴多用
用火罐留罐鸠尾 3~5 分钟，可缓解呃逆。

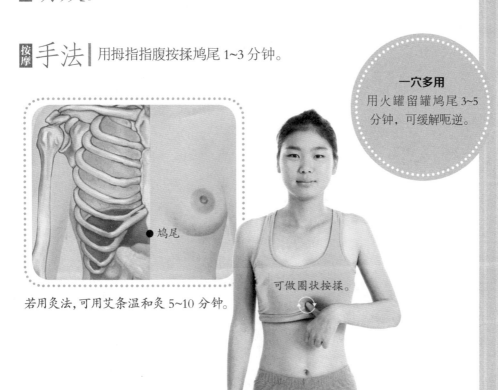

● 鸠尾

可做圈状按揉。

若用灸法，可用艾条温和灸 5~10 分钟。

交信穴——调经养血止崩漏

交信属足少阴肾经，可益肾调经、调理二便。在月经来之前或来后前两天，开始按摩交信，连续 3~5 天，对月经不调、痛经、崩漏可以起到很好的调理作用。

扫码学取穴

按摩力度
适中

按摩时间
1~3 分钟

穴位配伍
月经不调：交信配三阴交

名中医说：

· 经常按摩交信可活血化瘀、补血养血，还可以调节血压，尤其适宜于高血压患者。

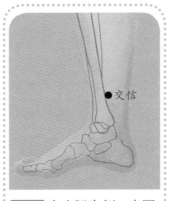

精准定位 在小腿内侧，内踝尖上 2 寸，胫骨内侧缘后际凹陷中。

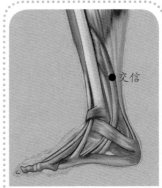

快速取穴 先找到太溪（见 116 页），直上 3 横指，再前推至胫骨后凹陷处即是。

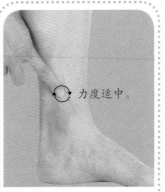

按摩手法 用指腹按揉交信 1~3 分钟。

穴位功效 交信有补脾益肾、清热利湿的功效，主治月经不调、痛经、子宫脱垂、便秘等。

足临泣穴——呵护女性乳房

足临泣是八脉交会穴之一，与带脉相通，又通过带脉，与任脉、督脉、冲脉等紧密相连。可见，足临泣虽只是足少阳胆经中的一个穴位，但它联系着的却是全身数条经脉。

精准 **定位** | 在足背，第4、5跖骨底结合部的前方，第5趾长伸肌腱外侧凹陷中。

快速 **取穴** | 坐位，小趾长伸肌腱外侧凹陷中，按压有酸胀感处即是。

穴位 **主治** | 头痛、目眩、齿痛、乳腺炎、乳腺增生等。

穴位 **功效** | 清热消肿、补脾益肾。

按摩 **手法** | 用拇指指腹按揉足临泣，左右各按揉1~3分钟。

名中医说：

·足临泣为人体足少阳胆经上的主要穴位之一。《针灸大成》中记载："乳肿痛，足临泣。"女性日常可以按摩足临泣进行胸部保健。

扫码学取穴

按摩力度
适中

按摩时间
1~3分钟

穴位配伍
月经不调：
足临泣配三
阴交、中极

一穴多用
用艾条温和灸5~15分钟，可辅助治疗月经不调、头痛、胁肋痛。

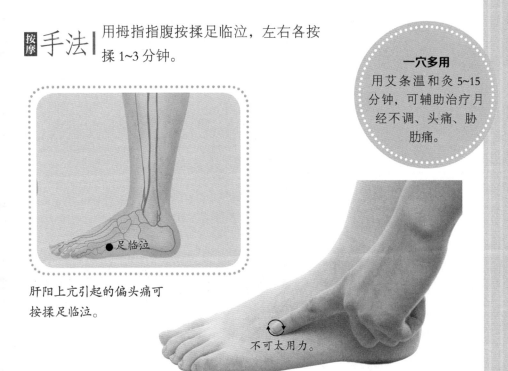

肝阳上亢引起的偏头痛可按揉足临泣。

足临泣

不可太用力。

照海穴——月经不调的救星

照海，属足少阴肾经，是八脉交会穴之一，有滋肾清热、通调三焦之功。孙思邈在《千金要方》里称此穴为"漏阴"，就是说这个穴位如果出了问题，人的肾水就会减少，会造成肾阴亏虚，因此刺激照海可以滋阴补肾。

扫码学取穴

按摩力度
适中

按摩时间
1~3 分钟

穴位配伍
月经不调：照海配肾俞、关元、三阴交

名中医说：

·照海是八脉交会穴之一，与阴跷脉相通。阴跷、阳跷两脉分别代表着阴阳二气，主要功能与人的睡眠有关。照海除了具有滋阴清热的作用外，还可平衡阴阳，宁神助眠。

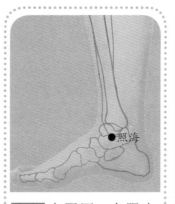

精准定位 在踝区，内踝尖下 1 寸，内踝下缘边际凹陷中。

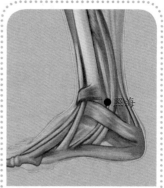

快速取穴 坐位垂足，由内踝尖垂直向下推，至下缘凹陷处，按压有酸痛感处即是。

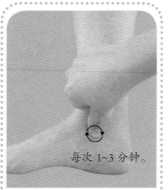

每次 1~3 分钟。

按摩手法 用拇指指腹点揉照海至有酸胀感为佳。

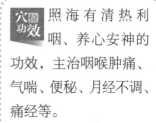

穴位功效 照海有清热利咽、养心安神的功效，主治咽喉肿痛、气喘、便秘、月经不调、痛经等。

少府穴——远离外阴瘙痒

少府是手少阴心经的荥穴，治疗重点首先在心与肾，手、足少阴经心肾相连，而肾主生殖，掌管水液排泄，肾又主骨，齿为骨之余，所以，阴器（尿道、生殖器）病患、牙齿疼痛，皆可取少府而治。

精准定位 在手掌，横平第 5 掌指关节近端，第 4、5 掌骨之间。

快速取穴 半握拳，小指切压掌心第 1 横纹上，小指尖所指处即是。

穴位主治 心悸、胸痛、手小指拘挛、臂神经痛、外阴瘙痒等。

穴位功效 清心泻火、息风止痉。

按摩手法 用拇指按揉少府，每次左右各按揉 3~5 分钟。

名中医说：

·少府能通达心、肾，能舒解心经、肾经的抑郁之气，所以可以医治生殖器官的疾病，如遗尿、尿闭、外阴瘙痒等。

扫码学取穴

按摩力度
适中

按摩时间
3~5 分钟

穴位配伍
心悸：少府
配内关

一穴多用
用艾条温和灸 5~15 分钟，可辅助治疗外阴瘙痒。

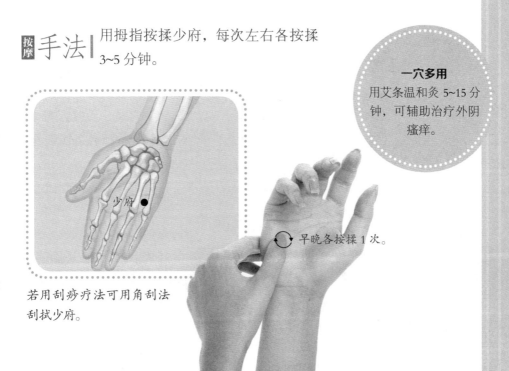

少府

早晚各按揉 1 次。

若用刮痧疗法可用角刮法刮拭少府。

少泽穴——通乳功臣

少泽善于清心中之火、通心之脉络。哺乳期女性乳汁分泌过少，或容易罹患乳腺炎，如果心络痹阻、心血不通，此时少泽是一个很好的选择。

扫码学取穴

按摩力度
适中

按摩时间
1~3 分钟

穴位配伍
热病、昏迷、
休克：少泽配
水沟

名中医说：

·少泽还是治疗
昏迷、休克等症
的急救穴。

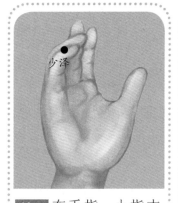

精准定位 在手指，小指末节尺侧，指甲根角侧旁开 0.1 寸（指寸）。

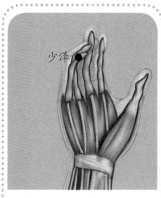

快速取穴 伸小指，沿指甲底部与指甲尺侧引线交点处即是。

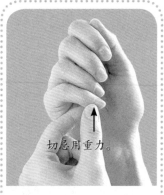

切忌用重力。

按摩手法 用指甲尖端下压掐按少泽 1~3 分钟。

穴位功效 少泽是女性保健的重要穴位之一，有调气血、通血脉的功效，是治疗乳房胀痛和乳汁不通的主穴之一，还有清热利咽、明目退翳的功效。主治咽痛、鼻出血、耳聋耳鸣、乳汁不足、乳痛、头痛等。

阳池穴——驱走手脚的寒冷

阳池是支配人体全身血液循环及激素分泌的重要穴位，刺激此穴位，可以使血液循环迅速畅通，并且平衡体内激素的分泌，让身体变得暖和。

精准 定位｜在腕后区，腕背侧远端横纹上，指伸肌腱的尺侧缘凹陷中。

快速 取穴｜抬臂垂腕，背面，由第 4 掌骨向上推至腕关节横纹，可触及凹陷处。

穴位 主治｜头痛、前臂及肘部疼痛、耳鸣、耳聋等。

穴位 功效｜清热消肿、活血通络。

按摩 手法｜用拇指指腹按揉 3~5 分钟。

名中医说：

·因阳池处于手腕背侧的凹陷中，故得名阳池，它是三焦经气储存留驻的地方。刺激阳池可以恢复三焦经的功能，将热能传达到全身，对手脚冰冷、腰寒等疾患有很好的治疗效果。

扫码学取穴

按摩力度
轻柔

按摩时间
3~5 分钟

穴位配伍
糖尿病：
阳池配脾俞、
太溪

一穴多用
用艾条温和灸 5~20 分钟，可辅助治疗肩背痛、手腕痛。

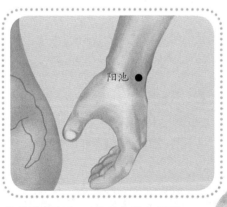

阳池

可圈状按揉。

若用刮痧疗法，可采用角刮法刮拭。

天池穴——
缓解乳腺增生

中医认为女性乳腺增生，多是由肝气郁结所引起的，如果乳房部位的气血不畅，就会引起乳房胀痛、乳腺增生的生成。天池与肝经、胆经等多条经络相通，又隶属于手厥阴心包经，所以当人体发生气郁的时候，火气就会循肝经和胆经而上传到心包经，心包经随之发生阻塞，而按摩刺激天池，就可以疏通瘀血，化解浊气。乳腺增生症常表现为乳房疼痛和出现结节，其危害更多在于心理压力，担心自己会不会患了乳腺癌或以后会变成癌。因此，拥有一个良好的心态，坚持按摩，可缓解乳腺增生的症状。

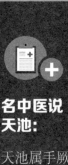

**名中医说
天池：**

天池属手厥阴心包经中的一个穴位，可以缓解乳腺增生、改善乳房的松弛、外扩现象。宜每日按揉天池。

① **按摩力度：**
适中

② **按摩时间：**
3~5分钟

③ **穴位配伍：**
乳房胀痛：天池配膻中、太冲

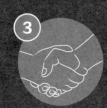

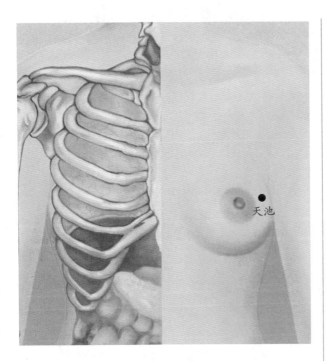

天池

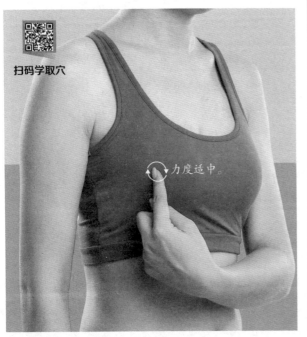

扫码学取穴

力度适中。

天池
按摩法：

精准定位	在胸部，第4肋间隙，前正中线旁开5寸。
快速取穴	自乳头沿水平线向外侧旁开1横指，按压有酸胀感处即是。
穴位主治	咳嗽、胸痛、胸闷、乳汁分泌不足、乳腺炎、乳腺增生等。
按摩手法	用指腹下压按揉天池3~5分钟。

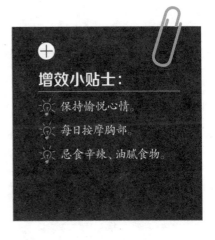

＋

增效小贴士：

- 保持愉悦心情。
- 每日按摩胸部。
- 忌食辛辣、油腻食物。

肝俞穴——养血止崩漏

崩漏，中医病名，指月经期经量发生严重失常的病证，其发病急骤，暴下如注，大量出血者为"崩"；病势缓，出血量少，淋漓不绝者为"漏"。崩漏是可以预防的，重视经期卫生，尽量避免或减少宫腔手术，及早治疗月经过多、经期延长、月经先期等出血倾向的月经病，以防发展成崩漏。肝俞为肝脏之气转输之处，是肝的背俞穴，肾藏精、肝藏血，精血是生命的根本，因此刺激肝俞，有助缓解崩漏。

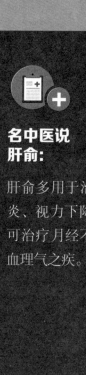

名中医说肝俞：

肝俞多用于治疗急性肝炎、慢性肝炎、视力下降等。又因肝藏血，还可治疗月经不调、妊娠腹痛等需调血理气之疾。

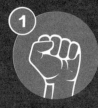

① 按摩力度：
适中

② 按摩时间：
3~5 分钟

③ 穴位配伍：
胁痛：肝俞配支沟、阳陵泉

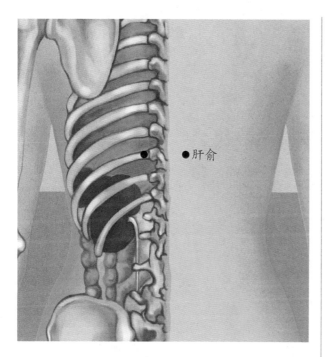

●肝俞

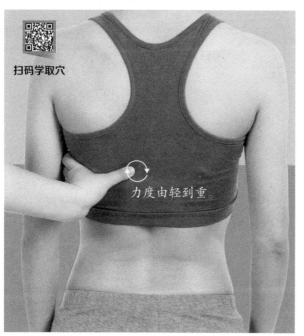

扫码学取穴

力度由轻到重。

肝俞
按摩法：

精准定位	在脊柱区，第 9 胸椎棘突下，后正中线旁开 1.5 寸。
快速取穴	肩胛骨下角水平连线与脊柱相交处，下推 2 个椎体，正中线旁开 2 横指处。
穴位主治	黄疸、肝炎、目视不明、痛经、眩晕、腹泻等。
按摩手法	用指腹按揉肝俞 3~5 分钟。

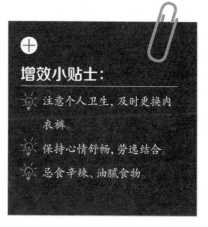

＋

增效小贴士：

- 注意个人卫生，及时更换内衣裤。
- 保持心情舒畅，劳逸结合。
- 忌食辛辣、油腻食物。

关爱男性的 15 个特定穴

许多男性由于肾脏精气不足常出现各种难言之隐，通过按摩一些保健穴位是可以达到缓解的目的。

神阙穴——睡前按之补亏虚

神阙，在肚脐处。中医以脐养生，以脐疗病，现已发展成为一门独特的脐疗学。凡是虚损性疾病，尤其人在急性虚脱时，以脐灸之，能补气益血、回阳固脱，救人于险境。

扫码学取穴

按摩力度
适中

按摩时间
1~3 分钟

穴位配伍
腹痛、腹胀：
神阙配天枢、
内关、足三里

名中医说：

· 神阙内联十二经脉、五脏六腑、四肢百骸，位处中下焦之间，具有承上启下的作用，是很好的补亏虚要穴。

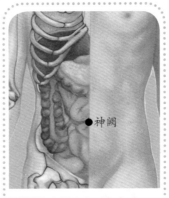

精准定位 在脐区，脐中央。

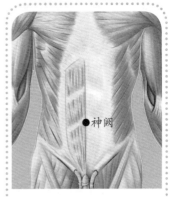

快速取穴 在下腹部，肚脐中央即是。

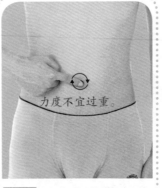

力度不宜过重。

按摩手法 用食指指腹揉按 1~3 分钟，至有酸痛感为佳。

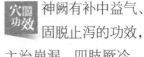

穴位功效 神阙有补中益气、固脱止泻的功效，主治崩漏、四肢厥冷、肠炎痢疾、尿潴留等，同时也是常用的养生保健穴位之一。

气海俞穴——强健腰膝

气海,元气之海;俞,输注。本穴前应气海,是元气转输于后背体表的部位。

精准 定位 | 在脊柱区,第3腰椎棘突下,正中线旁开 1.5 寸。

快速 取穴 | 肚脐水平线与脊柱相交椎体处,往下推 1 个椎体,正中线旁开 2 横指处。

穴位 主治 | 痛经、痔疮、腰痛、腿膝不利等。

穴位 功效 | 调补气血、温养冲任。

按摩 手法 | 用指腹按揉 5~10 分钟,力度以有酸胀感为宜。

扫码学取穴

按摩力度
适中

按摩时间
5~10 分钟

穴位配伍
遗精:气海俞配三阴交

名中医说:
·任脉之中有一气海,足太阳膀胱经之中又有气海俞,虽然前者在腹为阴,后者在背为阳,但两者的出发点和归宿点都是益气补血。

一穴多用
用艾条温和灸 5~20 分钟,可辅助治疗腰膝酸软、水肿、痔疮。

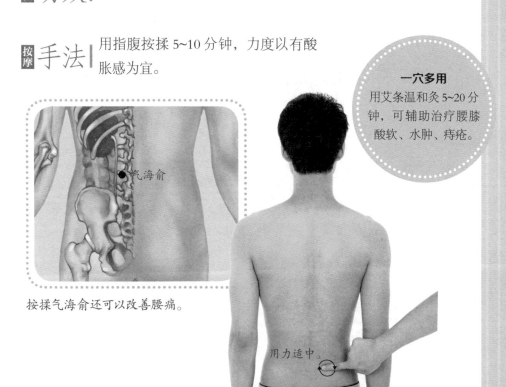

按揉气海俞还可以改善腰痛。

气海俞

用力适中。

关元穴——固精养元

关元，藏先天元气，元气是人体的生发之气，元气虚弱，则各脏难安、百病易生。因此，经常按摩关元，对遗精、阳痿、早泄、前列腺炎的治疗大有裨益。

扫码学取穴

按摩力度
轻柔

按摩时间
3~5 分钟

穴位配伍
泌尿生殖系统疾患：关元配肾俞、足三里

名中医说：

·关元是"元阴、元阳交关之所"。人若要想身体健康长寿，首先得培补元气、温肾壮阳，因此可常按关元。

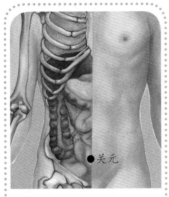

精准定位 在下腹部，脐中下 3 寸，前正中线上。

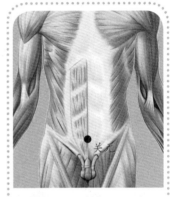

快速取穴 在下腹部，正中线上，肚脐中央向下 4 横指处即是。

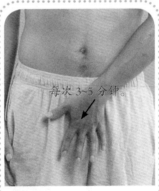

每次 3~5 分钟。

按摩手法 先将手掌温热，敷在穴位上，再以掌根按压关元，以增加舒适感。

穴位功效 关元具有补中益气、温肾壮阳的作用，主治疝气、阳痿、遗精、少腹疼痛、尿闭、尿频。

命门穴——强腰膝、补肾气

命门是人体的长寿大穴，也是益肾壮阳的要穴。对肾虚所致的泌尿生殖系统病症有着良好的疗效。

精准 定位 | 在脊柱区，第2腰椎棘突下凹陷中，后正中线上。

快速 取穴 | 肚脐水平线与后正中线交点，按压有凹陷处即是。

穴位 主治 | 遗精、阳痿、腰脊强痛、下肢痿痹等。

穴位 功效 | 补肾壮阳、调经止带、止痛活络。

按摩 手法 | 用中指和食指指腹交互叠加，用力按揉，有强烈的压痛感。

名中医说：

·命门，在中医里是指生命之火起源的地方，也就是肾阳之气聚集之处，因而平常人们所说的命门进补，其实就是益肾壮阳。

扫码学取穴

按摩力度
重力

按摩时间
3~5分钟

穴位配伍
泌尿生殖系统疾病：命门配肾俞、八髎、关元、三阴交

一穴多用
用艾条温和灸5~20分钟，可缓解腰背痛。

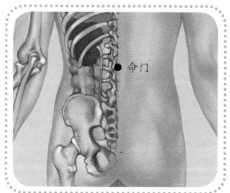

刺激命门对于腰脊疼痛的治疗效果尤为显著。

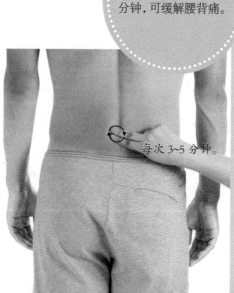

命门

每次3~5分钟。

腰阳关穴——缓解阳痿、早泄

腰阳关在第 4 腰椎，正好处于易受寒的中间地带，又是阳气通行的关隘，若遇经络不通，就会感到后背发凉，因此刺激腰阳关，可有助于阳气顺利通行。

扫码学取穴

按摩力度
适中

按摩时间
1~3 分钟

穴位配伍
坐骨神经痛：
腰阳关配肾俞、环跳、足三里、委中

名中医说：

· 腰阳关为督脉阳气通过之关。为下焦关藏元气之窟宅与腰部运动之机关。

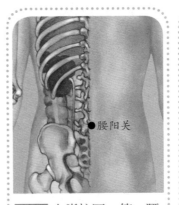

精准定位 在脊柱区，第 4 腰椎棘突下凹陷中，后正中线上。

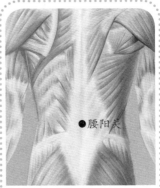

快速取穴 两侧髂嵴高点连线与脊柱交点处，可触及一凹陷处即是。

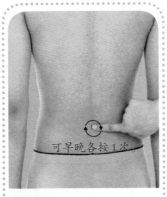

可早晚各按 1 次

按摩手法 用指腹按揉 1~3 分钟。

穴位功效 腰阳关具有温肾壮阳、调经养血的作用，主治腰骶痛、下肢痿痹、遗精、阳痿等。

殷门穴——强健腰腿有妙招

殷门是足太阳膀胱经的常用腧穴之一，可以疏筋通络。治疗腰背疼及腰椎间盘突出症时，敲打殷门效果显著。

精准定位｜在股后区，臀沟下 6 寸，股二头肌与半腱肌之间。

快速取穴｜承扶（见 21 页）与膝盖后面凹陷中央的腘横纹中点连线，承扶下 2 个 4 横指处。

穴位主治｜腰、骶、臀、股部疼痛。

穴位功效｜除湿散寒、缓痉止痛、通经活络。

按摩手法｜用指腹按揉或用小木槌敲打。

名中医说：

·双腿是人直立的根基，无力则不能远行。而殷门可以促进腿部血液循环，疏通腿部筋脉。

扫码学取穴

按摩力度
重力

按摩时间
3~5 分钟

穴位配伍
腰痛：殷门配大肠俞

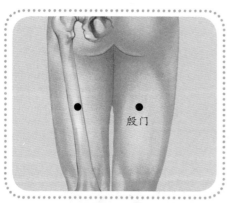

殷门

敲打殷门还有助消除腿部多余脂肪。

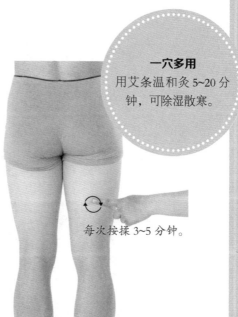

一穴多用
用艾条温和灸 5~20 分钟，可除湿散寒。

每次按揉 3~5 分钟。

阴谷穴——缓解遗尿、遗精

阴谷可疏通经络、行气活血、振奋阳气，不仅对阳痿、早泄、遗精、前列腺炎等男性性功能障碍疗效显著，还能消除尿频、尿急及神疲乏力、腰膝酸冷、精神萎靡等不适症状。

扫码学取穴

按摩力度
适中

按摩时间
1~3 分钟

穴位配伍
阳痿：阴谷配
关元

名中医说：

·阴谷也是治疗颈椎病的一个好穴位。中医常说"肾主骨"，颈椎是骨头的一部分，所以揉阴谷可以治疗颈椎病。

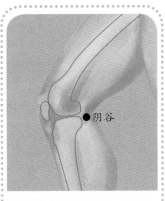

精准定位 在膝后区，腘横纹上，半腱肌肌腱外侧缘。

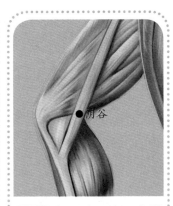

快速取穴 微屈膝，在腘窝横纹内侧可触及两条筋，两筋之间凹陷处即是。

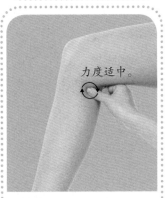

力度适中。

按摩手法 用指腹按揉 1~3 分钟。

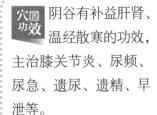

穴位功效 阴谷有补益肝肾、温经散寒的功效，主治膝关节炎、尿频、尿急、遗尿、遗精、早泄等。

复溜穴——缓解手足多汗

复溜是足少阴肾经上的重要穴位，有补肾益气的作用，可以缓解泄泻、盗汗、四肢乏力、腰脊强痛等。

精准 定位 | 在小腿内侧，内踝尖上 2 寸，跟腱的前缘。

快速 取穴 | 先找到太溪（见 116 页），直上 3 横指，跟腱前缘处，按压有酸胀感处即是。

穴位 主治 | 水肿、腹胀、腰脊强痛、盗汗、自汗等。

穴位 功效 | 利湿除热、滋养肝肾。

按摩 手法 | 用拇指指腹由下往上推按，每次左右各 1~3 分钟。

名中医说：

·对于阳痿、遗精、手足多汗等虚证，指压复溜重在补益；对于肢体水肿、尿路感染等实证，指压或按摩复溜便于通利。

扫码学取穴

按摩力度
适中

按摩时间
1~3 分钟

穴位配伍
盗汗不止：
复溜配后溪、
阴郄

一穴多用
用艾条温和灸 5~20 分钟，可辅助治疗水肿、腹胀、盗汗。

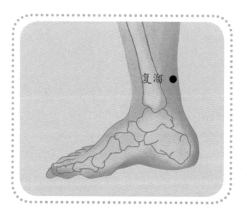

力度以自己可承受为度。

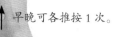
早晚可各推按 1 次。

漏谷穴——主治前列腺疾病

中医认为前列腺疾病是由于日久瘀血内存，发展到后期往往湿、热、毒、虚、瘀并存，而肾虚为病之本，治疗上以活血化瘀、清热通络为基本。而漏谷的功效恰为健脾化湿、通经活络。

扫码学取穴

按摩力度
适中

按摩时间
1~3 分钟

穴位配伍
小便不利：漏谷配水泉、太溪

名中医说：

·体内有湿邪是现代人的通病，而漏谷是人体的一个祛湿大穴，常按揉此穴，可利尿除湿。

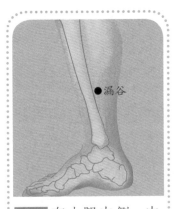

精准定位 在小腿内侧，内踝尖上 6 寸，胫骨内侧缘后际。

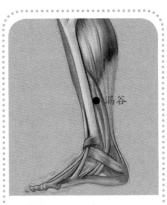

快速取穴 正坐或仰卧，三阴交直上 4 横指，胫骨内侧面后缘处即是。

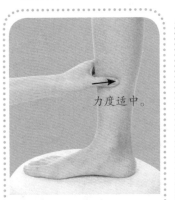

力度适中。

按摩手法 以拇指指尖按压漏谷，左右各按 1~3 分钟。

穴位功效 漏谷有健脾和胃、利尿除湿、通经活络的功效，主治肠鸣、腹胀、腹痛、水肿、小便不利、腰腿疼痛、前列腺炎等。

足五里穴——通小便见效快

足五里位于大腿前侧，属足厥阴肝经，可疏理肝经之气，清利下焦湿热，所以对小便不通、少腹胀痛、四肢倦怠等有很好的疗效。

精准 定位 | 在股前区，气冲直下 3 寸，动脉搏动处。

快速 取穴 | 先于耻骨联合上缘中点水平旁开 3 横指取气冲，气冲直下 4 横指处即是。

穴位 主治 | 腹胀、小便不通、阴囊湿痒等。

穴位 功效 | 行气提神、通利水道。

按摩 手法 | 用手指按揉 3~5 分钟。

名中医说：
·经常揉按足五里，可以改善肾脏和膀胱的亚健康状态，能预防腰酸背痛、尿频、尿急等肾虚病症。

扫码学取穴

按摩力度
适中

按摩时间
3~5 分钟

穴位配伍
阴囊湿痒：
足五里配
中极

一穴多用
用艾条温和灸 5~20 分钟，可缓解腹痛。

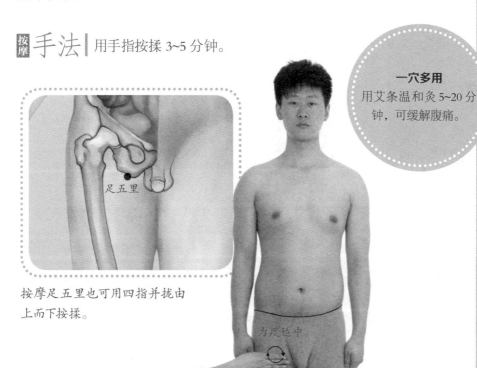

足五里

按摩足五里也可用四指并拢由上而下按揉。

力度适中

箕门穴——远离难言之痒

箕门有较好的利尿祛湿的功效，可以辅助治疗男性阴囊湿痒，对小便不通、睾丸肿痛等也有良好的疗效。

扫码学取穴

按摩力度
适中

按摩时间
1~3分钟

穴位配伍
小便不通：箕门配膀胱俞

名中医说：

· 经常用拇指指腹按揉箕门，对泌尿系统和生殖系统均有很好的保养作用。

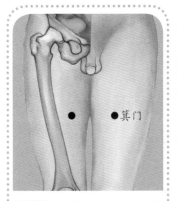

精准定位 在股前区，髌骨内侧端与冲门的连线上1/3与下2/3的交点处。

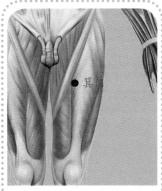

快速取穴 坐位绷腿，大腿内侧有一鱼状肌肉隆起，鱼尾凹陷处即是。

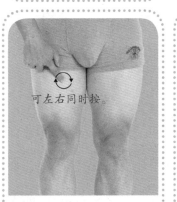

可左右同时按。

按摩手法 用食指指腹按揉1~3分钟，力度以有酸胀感为宜。

穴位功效 箕门有健脾渗湿、通利下焦的功效，可缓解阴囊湿痒、小便不利、遗尿等。

中封穴——保养精血之要穴

中封是足厥阴肝经之原穴，肝主筋，男子阳器为宗筋汇聚之所，肝气血旺盛通畅，阳器才能行其令，故中封治疗男科疾病有疗效。

精准定位｜在踝区，内踝前，胫骨前肌肌腱的内侧缘凹陷中。

快速取穴｜坐位，大脚趾上跷，足背内侧可见两条大筋，二者之间的凹陷处即是。

穴位主治｜内踝肿痛、足冷、腹痛、肝炎、遗精、小便不利等。

穴位功效｜温经散寒、缓急止痛、补脾益肾。

按摩手法｜用拇指指腹揉按 3~5 分钟。

名中医说：
·经常揉按中封，可以改善生殖系统疾病，预防腰酸背痛、尿频、尿急等肾虚病症。

扫码学取穴

按摩力度
适中

按摩时间
3~5 分钟

穴位配伍
肝炎：中封配肝俞、足三里

一穴多用
用艾条温和灸 5~20 分钟，可缓解足冷。

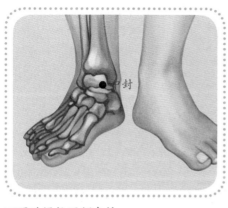

可同时揉按两侧中封。

力度适中。

太溪穴——补肾气、祛百病

中医认为，肾经发源于涌泉，通过太溪向外传输，太溪为肾之元气停留和经过的地方，因此地位显得尤为重要。

扫码学取穴

按摩力度
适中

按摩时间
1~3 分钟

穴位配伍
心痛：太溪配
内关、郄门

名中医说：

·太溪擅长治疗肾虚所引发的病症，有固肾强腰膝的作用。

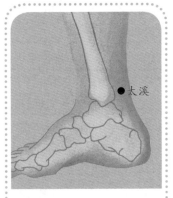

精准定位 在踝区，内踝尖与跟腱之间的凹陷中。

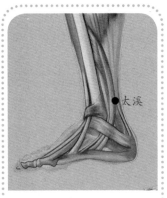

快速取穴 坐位垂足，由足内踝向后推至与跟腱之间凹陷处即是。

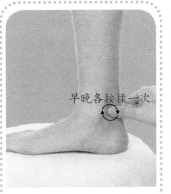

早晚各按揉一次。

按摩手法 用拇指指腹按揉此穴 1~3 分钟。

穴位功效 太溪有滋阴填精、温肾助阳的功效，主治失眠、慢性咽炎、月经不调、遗精、阳痿、小便频数、腰脊痛、下肢厥冷、内踝肿痛等。

商阳穴——强精壮阳

商阳是手阳明大肠经的井穴，手阳明经内属大肠，与肺互为表里，发生于肺经和大肠经的急性疾病，皆可取商阳治疗。商阳也是男性性功能保健的重要穴位。

精准定位｜在手指，食指末节桡侧，指甲根角侧上方 0.1 寸（指寸）。

快速取穴｜食指末节指甲根角，靠拇指侧的位置。

穴位主治｜咽喉肿痛、昏厥、呕吐、扁桃体炎、便秘等。

穴位功效｜清热解表、强精壮阳、利咽醒脑、苏厥开窍。

按摩手法｜用食指掐揉商阳 5~10 分钟，力度以局部酸胀为宜。

名中医说：

· 食指尖端的商阳，是使人延年益寿的穴位，经常按摩商阳，可强精壮阳、延缓衰老。

扫码学取穴

按摩力度
重力

按摩时间
5~10 分钟

穴位配伍
中风、中暑：
商阳配水沟、百会
咽喉肿痛：
商阳配合谷、少商

一穴多用
用艾条温和灸 5~20 分钟,可缓解牙痛、耳鸣、耳聋。

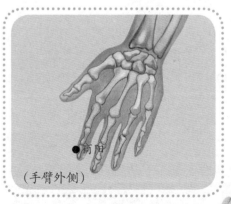

（手臂外侧）

用针点刺商阳放血,可缓解扁桃体炎。

商阳也可用作昏厥、中风昏迷的急救穴。

肾俞穴——
补肾气、强精力

人之健康与否，与肾气的强弱有关，无论疾病或者虚损，终会累及肾，所以，不论是养生保健，还是防病治病，中医一直都非常重视肾气的保护与调补。

名中医说
肾俞：

作为肾的保健要穴，刺激肾俞可益肾固精、填髓壮腰。对于腰痛、肾脏疾病、高血压等有保健治疗效果。

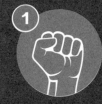

按摩力度：
适中

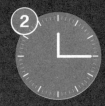

按摩次数：
200次

穴位配伍：
遗精：肾俞配三阴交

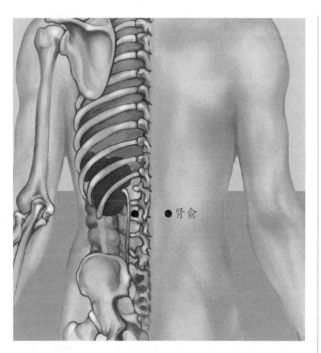

●肾俞

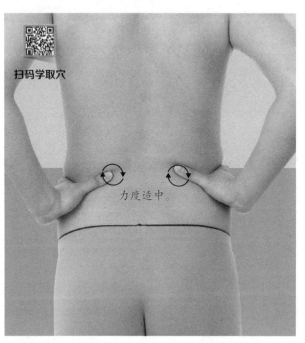

扫码学取穴

力度适中。

肾俞
按摩法：

精准定位	在脊柱区，第 2 腰椎棘突下，后正中线旁开 1.5 寸。
快速取穴	肚脐水平线与脊柱相交椎体处，正中线旁开 2 横指处即是。
穴位主治	遗精、阳痿、月经不调、小便不利、闭经等。
按摩手法	用拇指按揉 200 次。

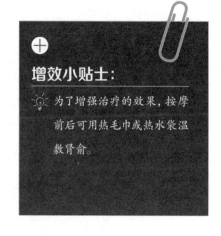

➕

增效小贴士：

为了增强治疗的效果，按摩前后可用热毛巾或热水袋温敷肾俞。

强壮孩子的
14 个特定穴

不仅大人可以按摩保健，孩子也可以，
给孩子按摩特定穴位，可有效增强孩子
的抵抗力，促进消化吸收，让孩子更好
地成长。

开天门——精神
不振的克星

开天门是作用于头面部的腧穴而产生作
用的一种治疗方法。《保赤推拿法》中
记载："先从眉心向额上，推二十四数，
谓之开天门。"

**名中医说
开天门：**

儿童开天门，有发汗解表、开窍醒
神等作用。常用于缓解感冒、头痛、
惊风等症。

按摩力度：
适中

按摩次数：
30~50 次

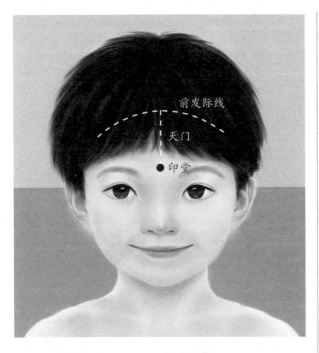

前发际线

天门

印堂

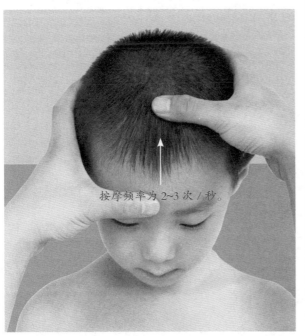

按摩频率为 2~3 次 / 秒。

开天门
按摩法：

快速取穴 两眉中间（印堂）至前发际正中的一条直线。

穴位功效 醒脑祛风、镇惊安神、发汗解表、开窍醒神。

穴位主治 外感发热、头痛、感冒、精神萎靡、惊悸不安、惊风、呕吐等。

按摩手法 拇指自下而上交替直推天门 30~50 次，叫作开天门。

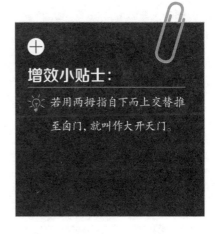

增效小贴士：

若用两拇指自下而上交替推至囟门，就叫作大开天门。

揉印堂——
外感发热好得快

揉印堂对于儿童外感发热有明显效果，可以缓解儿童外感发热带来的头痛、鼻塞等症状。

**名中医说
揉印堂：**

有假性近视的儿童也可以揉印堂，能够缓解眼疲劳，帮助假性近视的康复。

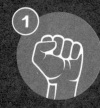

① **按摩力度：**
适中

② **按摩次数：**
30~50 次

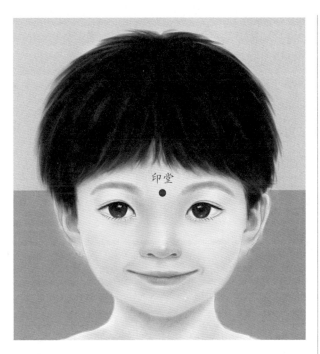

印堂

揉印堂
按摩法：

| 快速取穴 | 前正中线上，两眉头连线的中点处。 |

| 穴位功效 | 安神镇惊、明目通窍。 |

| 穴位主治 | 感冒、头痛、惊风、抽搐、近视、斜视、鼻塞等。 |

| 按摩手法 | 用拇指指端按揉印堂30~50次。 |

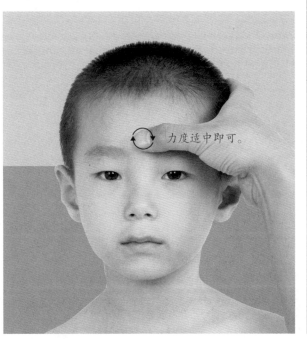

力度适中即可。

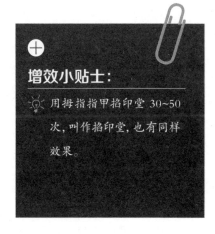

+

增效小贴士：

用拇指指甲掐印堂30~50次，叫作掐印堂，也有同样效果。

揉天心——安神醒脑离不了

小朋友如果有头疼脑热、入睡后易惊醒等情况，家长可以给小朋友按揉天心，可以起到安神醒脑的作用。

按摩力度
适中

按摩次数
30~50次

名中医说：

· 揉天心主要用于心经有热而致的目赤肿痛、口舌生疮、烦躁不安、手足心烦热或心经有热，移热至小肠导致的小便短赤等症状。

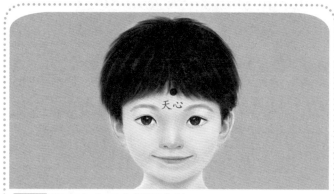

天心

快速取穴 印堂向上至上额正中处。

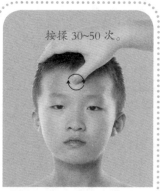

按揉 30~50 次。

按摩手法 用拇指指腹按揉天心 30~50 次，叫作揉天心。

穴位功效 揉天心有安神醒脑、明目通窍的功效，有助缓解头晕、头痛、眩晕、失眠、鼻炎、鼻窦炎等。

推坎宫——让孩子眼睛明亮

《厘正按摩要术》中记载："推坎宫法：法治外感内伤均宜。医用两大指，春夏蘸水。秋冬蘸葱姜和真麻油，由小儿眉心上，分推两旁。"

快速 取穴 | 自眉心起沿眉向眉梢成一横线。

穴位 主治 | 外感发热、头痛、目赤痛、惊风、近视、斜视等。

穴位 功效 | 疏风解表、醒神明目。

按摩 手法 | 用两拇指螺纹面自眉头向眉梢分推坎宫50次。

名中医说：
·临床上常与推攒竹、揉太阳、开天门、揉耳后高骨等手法配合治疗外感发热、头痛等症。

按摩力度
轻柔

按摩次数
50次

推拿小贴士
孩子情绪不好时，不适宜推拿。

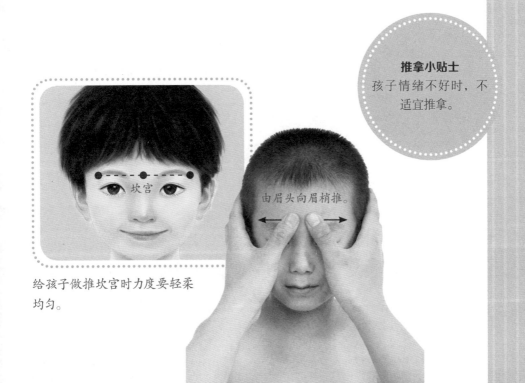
坎宫

由眉头向眉梢推。

给孩子做推坎宫时力度要轻柔均匀。

退六腑——缓解孩子便秘

六腑在中医上就是指胆、胃、大肠、小肠、三焦、膀胱六个脏器的合称，主要生理功能是受纳，腐熟水谷，泌别清浊，传化精华，将糟粕排出体外，而不使之存留，所以六腑以和降通畅为顺。

按摩力度
适中

按摩次数
100 次

名中医说：

·六腑具有出纳、转输、传化水谷的共同功能。

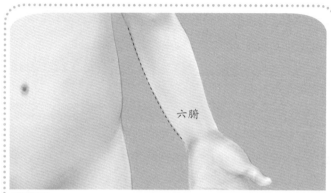

六腑

快速取穴 使患儿前臂屈曲，前臂尺侧肘至腕一直线即是。

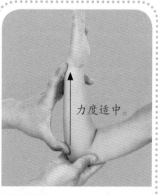

力度适中。

按摩手法 用拇指指腹从孩子的肘推向腕，推 100 次。

穴位功效 退六腑有清热、凉血、解毒的功效，主治实热病症，如高热、烦渴、惊风、咽痛、大便秘结干燥等。

推三关——缓解风寒感冒症状

小朋友如果得了风寒感冒，家长可以给小朋友推三关，缓解风寒感冒带来的头痛、鼻塞、发热等症状。

快速 取穴｜前臂桡侧，阳池至曲池成一直线。

穴位 主治｜气血虚弱、病后体弱、阳虚肢冷、腹痛、疹出不透以及风寒感冒等。

穴位 功效｜补气行气、温阳散寒、发汗解表。

按摩 手法｜用拇指桡侧面（外侧）或食指、中指面自腕向肘推三关 100~300 次。

名中医说：
· 屈小儿拇指，自拇指外侧端自腕向肘推三关 100~300 次。

按摩力度
适中

按摩次数
100~300 次

推拿小贴士
三关在前臂的拇指侧
（桡侧）。

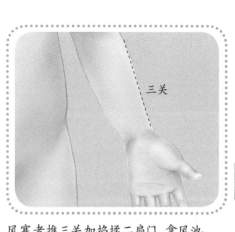
三关

风寒者推三关加掐揉二扇门、拿风池。

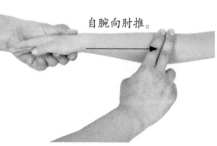
自腕向肘推。

推大横纹——消食导滞

小朋友很容易积食，这个时候家长给小朋友推大横纹，可以促进消化，缓解积食不适。

按摩力度
适中

按摩次数
50~100 次

名中医说：

· 推大横纹可以缓解寒热往来、腹泻、腹胀、痢疾、呕吐、食积、烦躁不安、痰涎壅盛。

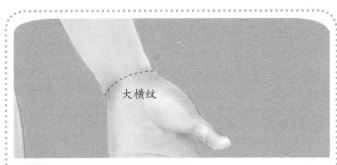

大横纹

快速取穴 仰掌，腕掌侧横纹即是。

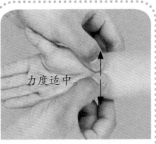

力度适中。

按摩手法 两拇指自掌后横纹中（总筋）向两旁分推大横纹 50~100 次，叫作分阴阳；自两旁（阴池、阳池）向总筋合推大横纹 50~100 次，叫作合阴阳。

穴位功效 推大横纹有平衡阴阳、调和气血、消食导滞、化痰散结的功效。

推大肠——缓解肠道疾病

小朋友如果腹泻又或者便秘，皆可以按摩大肠经，大肠经能够缓解腹泻、便秘、疟疾等。

快速 取穴｜双手食指桡侧缘，自食指指尖至虎口成一直线。

穴位 主治｜腹泻、脱肛、痢疾、便秘等。

穴位 功效｜补大肠能温中止泻，涩肠固脱；清大肠能清利湿热，通腑导滞。

按摩 手法｜从食指指尖直推向虎口 100~300 次，叫作补大肠；从虎口直推向食指指尖 100~300 次，称清大肠。补大肠和清大肠合称推大肠。

名中医说：

·治疗虚证时，多用补法。治疗实证时，多用清法。

按摩力度
适中

按摩次数
100~300 次

推拿小贴士
若宝宝便秘，可清大肠；若宝宝腹泻，可在腹泻缓解后补大肠。

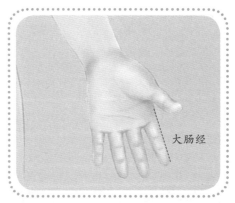

大肠经

可睡前或饭后 2 小时按摩。

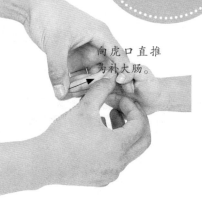

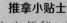
向虎口直推
为补大肠。

补肾经——补先天之不足

有些小朋友身体比较弱，容易患感冒、发热，家长可以给小朋友补肾经，肾经能温补元阳，增强小朋友的抵抗力。

按摩力度
适中

按摩次数
100~300 次

名中医说：

·肾经宜补不宜清，需用清法时，多以清小肠经代之。

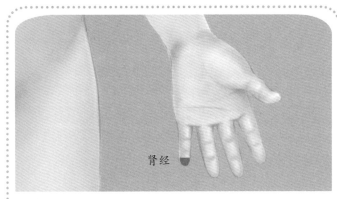

肾经

快速取穴 小指末节螺纹面。

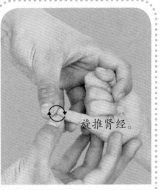

旋推肾经。

按摩手法 用拇指指腹旋推肾经 100~300 次，叫作补肾经。

穴位功效 补肾经有补肾益脑、温补下元的功效，主治先天不足、遗尿、虚喘、小便淋漓刺痛等。

清心经——清热泻火

若小朋友上火了,心情烦躁,睡眠不好,家长可以给小朋友清心经,消除心火,让小朋友睡得更香。

快速取穴｜中指末节螺纹面。

穴位主治｜高热神昏、五心烦热、口舌生疮、小便赤涩、心血不足、惊惕不安等。

穴位功效｜清心经有清心火、补气血、利尿的功效。

按摩手法｜用拇指指腹向孩子中指指根方向直推,推100~300次,叫作清心经。

名中医说:

·心经宜用清法,不宜用补法,因恐动心火之故。若气血不足而见心烦不安,睡卧露睛之症,需用补法时,一般以补脾经代之。

按摩力度
适中

按摩次数
100~300次

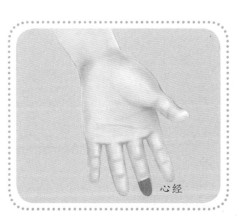

心经

力度适中

可睡前按摩。

清肝经——平肝泻火

家长可以根据小朋友的症状来决定是清肝经还是补肝经。肝经宜清不宜补，若需补时，常用补肾经代之。

按摩力度
适中

按摩次数
50~100 次

名中医说：

·清肝经与掐人中合用，常用于治疗惊风、抽搐、烦躁不安、五心烦热等症。

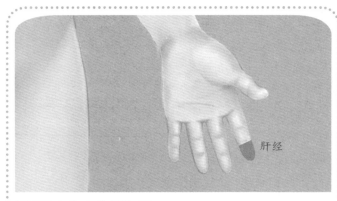

肝经

快速取穴 食指末节螺纹面。

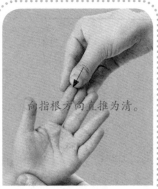

向指根方向直推为清。

按摩手法 向指根方向直推肝经 50~100 次，叫作清肝经。

穴位功效 清肝经有平肝泻火、息风镇惊、解郁除烦的功效，主治烦躁不安、目赤、五心烦热、口苦咽干等。

揉板门——消化食积健脾胃

小朋友胃部受凉导致的呕吐、积食皆可以揉板门，能有效缓解不良症状，让小朋友感觉舒服。

快速 取穴 ｜ 双手手掌大鱼际平面。

穴位 主治 ｜ 食积、腹胀、食欲缺乏、疳积、呕吐、腹泻、气喘、嗳气等。

穴位 功效 ｜ 健脾和胃、消食化滞。

按摩 手法 ｜ 用指端揉板门100~300次，叫作揉板门，也叫运板门。用推法自拇指指根推向腕横纹100~300次，叫板门推向横纹。用推法自腕横纹推向拇指根部100~300次，叫横纹推向板门。

名中医说：
· 板门推向横纹调肠止泻，横纹推向板门降逆止呕。

按摩力度
适中

按摩次数
100~300次

增效小贴士
和推大横纹搭配使用，消食化滞效果更好。

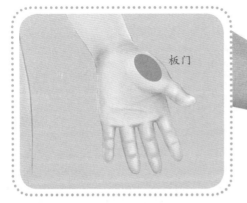

板门

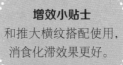
运板门

与推脾经、运八卦等合用可缓解乳食停积、食欲不振、腹泻、呕吐。

揉肾俞——预防遗尿

遗尿也可称为经常性尿床，小儿遗尿男孩比女孩常见，且夜晚多见，治疗小儿遗尿可以用推拿来缓解，按揉肾俞可缓解因先天肾气不足、下元虚冷等引起的遗尿。

按摩力度
适中

按摩次数
10~30 次

名中医说：

·预防小儿遗尿要避免孩子受凉，少吃寒凉食物，保证睡眠充足。

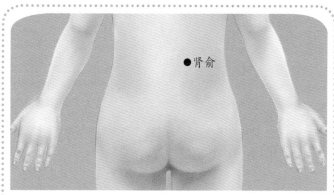
●肾俞

快取穴 在脊柱区，第 2 腰椎棘突下，后正中线旁开 1.5 寸。

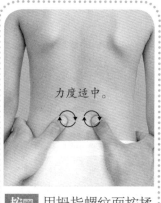

力度适中。

按摩手法 用拇指螺纹面按揉肾俞 10~30 次。

穴位功效 揉肾俞有温补肾阳、补虚止遗的功效，主治由于各种疾病引起的肾精虚损、气虚下陷等。

揉三焦俞——预防湿疹

小朋友起湿疹，可能是对食物、吸入物或接触物不耐受或过敏所致，起初皮肤发红、出现皮疹，继之皮肤发糙、脱屑，遇热、遇湿湿疹会表现显著。家长可以在每日睡前给小朋友揉三焦俞，能够有效防治湿疹。

精准 定位 ｜ 在脊柱区，第1腰椎棘突下，后正中线旁开1.5寸。

穴位 主治 ｜ 水肿、腹水、遗尿、湿疹等。

穴位 功效 ｜ 通调三焦、利水强腰。

按摩 手法 ｜ 用双手手指同时按揉两侧三焦俞1分钟。

名中医说：
·湿性体质的宝宝可经常按摩这个穴位。

按摩力度
适中

按摩时间
1分钟

增效小贴士
搭配清肺经、清大肠使用，效果更好。

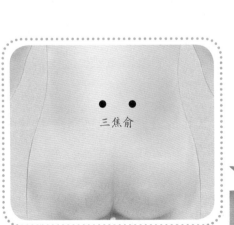

三焦俞

用捏挤手法作用于三焦俞，可以起到同样的作用。

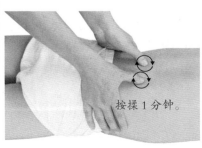

按揉1分钟。

01 〉 亚健康是现代人的常见问题，它不符合现代医院有关疾病的临床标准，但人体也无法达到健康标准。

02 〉 导致亚健康的主要原因有：饮食不合理、缺乏运动、作息不规律、睡眠不足、精神紧张、心理压力大、长期情绪不良等。

03 〉 亚健康多表现为疲乏无力、肌肉及关节酸痛、头晕头痛、心悸胸闷、睡眠紊乱等。

04 〉 亚健康在心理方面多表现为情绪低落、心烦意乱、焦躁不安、急躁易怒、恐惧胆怯、记忆力下降、注意力不集中、精力不足、反应迟钝等。

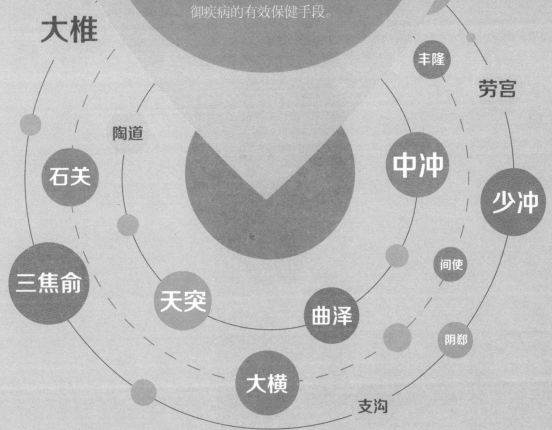

第四章
保健穴改善亚健康，舒畅身心

亚健康状态是处于健康与疾病的中间状态，处理得当可向健康转化，处理不当将直接导致疾病。按摩有益于改善亚健康，也是提高人体免疫力、抵御疾病的有效保健手段。

大椎

丰隆

劳宫

陶道

石关

中冲

少冲

三焦俞

间使

天突

曲泽

阴郄

大横

支沟

大椎穴——清热找大椎

大椎位于督脉之上，能主宰全身阳气，是调节全身功能的要穴，有祛风除湿、增强机体抵御外邪的功能，尤其对缓解风寒或风热所致的感冒症状效果均较好。

扫码学取穴

按摩力度
轻柔

按摩时间
1~3 分钟

穴位配伍
头痛、发热：
大椎配曲池、
合谷

名中医说：

·大椎，古人又称其为百劳，顾名思义，百劳具有治疗身体劳累、虚损的功效。

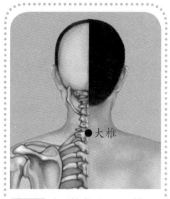

精椎定位 在脊柱区，第 7 颈椎棘突下凹陷中，后正中线上。

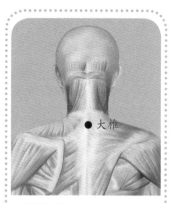

快速取穴 低头，颈背交界椎骨高突处椎体，下缘凹陷处即是。

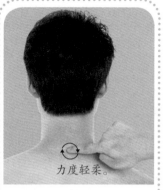

力度轻柔。

按摩手法 用指腹按揉 1~3 分钟。

穴位功效 大椎有清热息风、止咳平喘的功效，主治外感发热、头项强痛、咳嗽、喘逆、五劳虚损、七伤乏力、小儿惊风等。

陶道穴——常按可愉悦身心

陶道调节人体整体的气血循环。它治疗的病症不是局部而是整体的病症，所以，陶道的作用非常大。

精准定位 | 在脊柱区，第 1 胸椎棘突下凹陷中，后正中线上。

快速取穴 | 低头，颈背交界椎骨高突处垂直向下推 1 个椎体，下缘凹陷处即是。

穴位主治 | 恶寒发热、目眩、经闭、荨麻疹、精神疾病等。

穴位功效 | 清热消肿、安神定志、柔肌止痛。

按摩手法 | 用拇指指腹揉按陶道 1~3 分钟。

名中医说：
· 刺激陶道可以调节人体的免疫力，有助使人体处于一种健康的状态。

扫码学取穴

按摩力度
轻柔

按摩时间
1~3 分钟

穴位配伍
胸背痛: 陶道配肾俞、腰阳关、委中

一穴多用
用火罐留罐 5~10 分钟或连续走罐 5 分钟，可缓解颈项痛。

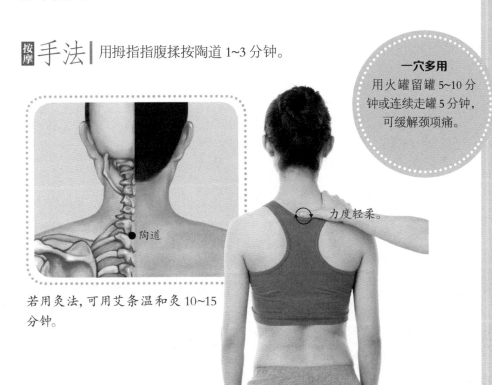
力度轻柔。
陶道

若用灸法，可用艾条温和灸 10~15 分钟。

三焦俞穴——按之增食欲

三焦是中医学里的特有概念，膈之上为上焦，膈与脐之间为中焦，脐以下为下焦。三焦一旦发生异常，上损伤至心肺，中影响到脾胃，下波及于肾与膀胱，因此三焦俞治疗范围十分广泛。

扫码学取穴

按摩力度
轻柔

按摩时间
1~3 分钟

穴位配伍
肠鸣、腹胀：
三焦俞配
气海

名中医说：

·三焦俞也可进行艾灸，用艾条温和灸 5~20 分钟，可辅助治疗小便不利、脾胃虚弱等。

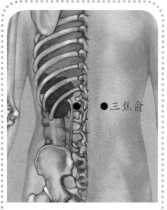

精准定位 在脊柱区，第 1 腰椎棘突下，后正中线旁开 1.5 寸。

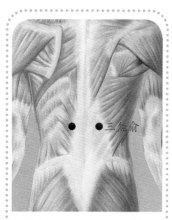

快速取穴 肚脐水平线与脊柱相交椎体处，往上推 1 个椎体，正中线旁开 2 横指处即是。

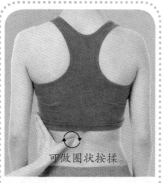

可做圈状按揉

按摩手法 用拇指指腹按揉 1~3 分钟。

穴位功效 三焦俞有温中健脾、和胃止痛、补益肝肾的功效，主治水肿、小便不利、遗尿、腹水、肠鸣、泄泻等。

石关穴——脾胃虚寒按石关

石关位于肾经的腹部循行线上，与肺经、小肠经和任脉相通。可以治疗肾经、肺经、小肠经和任脉小腹部的相关疾病。

精准 定位 | 在上腹部，脐中上 3 寸，前正中线旁开 0.5 寸。

快速 取穴 | 仰卧，肚脐上 4 横指，再旁开半横指处即是。

穴位 主治 | 呕吐、腹痛、恶露不尽、脾胃虚寒、月经不调等。

穴位 功效 | 降逆止呕、温经散寒、温肾助阳。

按摩 手法 | 用拇指指腹按揉 3~5 分钟，至有酸胀感觉为佳。

名中医说：
· 脾胃虚寒者应少食生冷食物，忌食油腻食物，多休息，注意保暖。

扫码学取穴

按摩力度
稍重

按摩时间
3~5 分钟

穴位配伍
胃痛、呕吐、腹胀：石关配中脘

一穴多用
用艾条温和灸 5~15 分钟，可缓解脾胃虚寒。

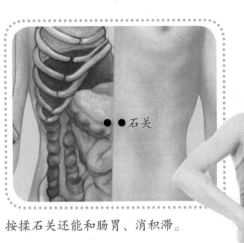

●●石关

按揉石关还能和肠胃、消积滞。

⟳ 力度稍重。

天突穴——缓解声音嘶哑

颈部中有很多重要的组织以及气管、食管，平时应该注意维持这些重要通道的畅通。按摩天突手法不宜过重、过深，以免造成相关组织的损伤。

扫码学取穴

按摩力度
轻柔

按摩时间
1~2 分钟

穴位配伍
咳嗽、哮喘：
天突配膻中

名中医说：

·天突是颈前部的重要穴位，对于咽喉痛、声音嘶哑有一定的治疗效果。

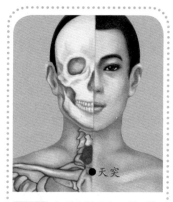

精准定位 在颈前区，胸骨上窝中央，前正中线上。

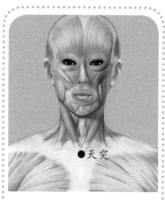

快速取穴 仰卧，由喉结直下可摸到一凹窝，中央处即是。

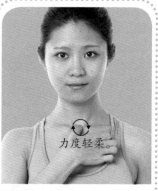

力度轻柔。

按摩手法 用拇指指腹慢慢地按揉 1~2 分钟。

穴位功效 天突有清热息风、止咳平喘、降逆下气的功效，主治哮喘、咳嗽、呕吐、胸中气逆、肺痛、咳吐脓血、咽干、失音等。

大横穴——防治营养过剩

在经络疗法中，有的穴位具有双向调节的功能。以大横为例，既可治腹泻，又能通便秘；既可解决食欲减退，又能治疗营养过剩，身兼增脂、减肥双重功效。

精准定位｜在腹部，脐中旁开 4 寸。

快速取穴｜由乳头向下作前正中线的平行线，再由脐中央作一水平线，交点处即是。

穴位主治｜腹胀、腹痛、痢疾、腹泻、便秘等。

穴位功效｜和胃止痛、通经活络。

按摩手法｜用拇指指腹按揉 200 次。

名中医说：
· 想要不发胖，日常生活中需要多运动、多吃蔬果，少吃高脂肪、高油脂的食品，不要吃零食。

扫码学取穴

按摩力度
适中

按摩次数
200 次

穴位配伍
腹痛：大横
配天枢

一穴多用
用火罐留罐 5~10 分钟，可缓解便秘。

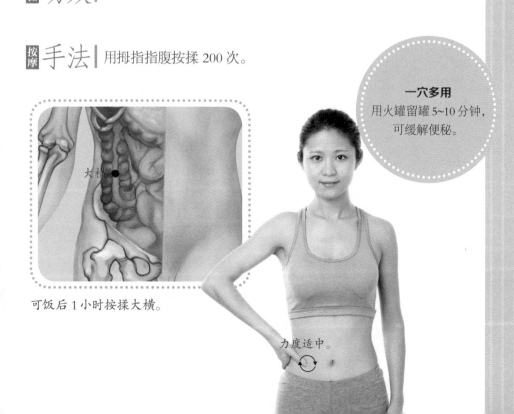

可饭后 1 小时按揉大横。

力度适中。

曲泽穴——改善长期胸闷

心包是心脏的外围组织，对心脏起着一定的保护作用。因此，手厥阴心包经可反映心血管系统的健康状况。曲泽是手厥阴心包经的合穴，常按摩曲泽可以宽胸行气。

扫码学取穴

按摩力度
适中

按摩时间
1~3 分钟

穴位配伍
急性胃肠炎：
曲泽配内关、
大陵

名中医说：

·有长期胸闷、心慌的患者应忌油腻食物、咖啡、烟、酒，不要熬夜，保证足够睡眠。

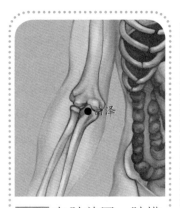

精准定位 在肘前区，肘横纹上，肱二头肌肌腱的尺侧缘凹陷中。

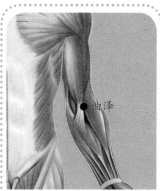

快速取穴 肘微弯，肘弯里可摸到一条大筋，其内侧横纹上可触及一凹陷处即是。

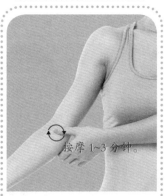

按摩 1~3 分钟。

按摩手法 用拇指指腹按摩，力度以有酸胀感为宜。

穴位功效 曲泽有疏通心络、止痛止泻的功效，主治胃脘痛、呕吐、心痛、心悸、肘臂挛痛等。

支沟穴——排除体内毒素

五脏六腑之中，三焦作为气与液运行的场所和通道，其主要功能就是排泄机体新陈代谢所产生的各种产物。支沟作为手少阳三焦经的重要穴位，可促进人体排毒。

精准定位 | 在前臂后区，腕背侧远端横纹上 3 寸，尺骨与桡骨间隙中点。

快速取穴 | 抬臂俯掌，掌腕背横纹中点直上 4 横指，前臂两骨头之间的凹陷处即是。

穴位主治 | 头痛、耳鸣、耳聋、中耳炎、目赤、目痛、逆气、呕吐、泄泻、便秘等。

穴位功效 | 利三焦、降逆气、通腑气。

按摩手法 | 用拇指指腹按揉支沟 1~3 分钟。

名中医说：

·日常排毒也需多喝水、清淡饮食，不要吃油腻和辛辣食物。

扫码学取穴

按摩力度
轻柔

按摩时间
1~3 分钟

穴位配伍
便秘：支沟配足三里、天枢

一穴多用
用三棱针点刺放血，可缓解急性跌扑闪挫引起的胁痛。

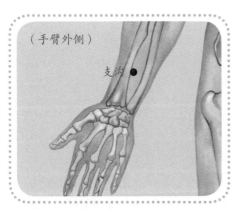

（手臂外侧）

支沟

按揉支沟力度要轻柔。

按揉 1~3 分钟。

阴郄穴——改善盗汗、惊悸

盗汗、惊悸多由阴虚引起,表现为晚上睡觉心里烦躁,爱做噩梦,睡觉时出汗,醒时不出汗。中医上称这种情况为骨蒸盗汗,此时按摩阴郄可以有效缓解这些症状。

扫码学取穴

按摩力度
适中

按摩时间
1~3 分钟

穴位配伍
盗汗:阴郄配
后溪

名中医说:

·经常盗汗、惊悸的人在日常生活中应当注意休息,避免受凉。

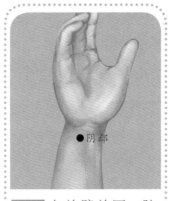

精准定位 在前臂前区,腕掌侧远端横纹上0.5 寸,尺侧腕屈肌腱的桡侧缘。

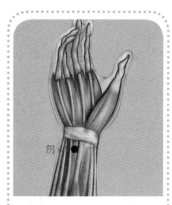

快速取穴 用力握拳,神门向上,从腕横纹向上半横指处即是。

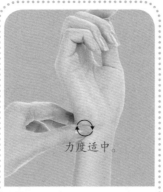

力度适中。

按摩手法 用拇指指腹按揉1~3 分钟。

穴位功效 阴郄有宁心安神、清热止血、通经活络的功效,主治胃脘部疼痛、吐血、心痛、盗汗、失语、鼻出血等,还可以调节心痛、惊恐等情绪方面的问题。

间使穴——治呃逆之要穴

呃逆的发生，多因胃气上逆所致。间使属心包经，还联络三焦，能疏导三焦之气，尤长于行气散滞，所以有宽膈理气、治疗呃逆的功效。

精准定位 ｜ 在前臂前区，腕掌侧远端横纹上3寸，掌长肌腱与桡侧腕屈肌腱之间。

快速取穴 ｜ 微屈腕，从腕横纹向上4横指，两条索状筋之间即是。

穴位主治 ｜ 心肌炎、胃痛、呕吐、中风、呃逆、惊悸、热病烦躁、胸痛、臂痛等。

穴位功效 ｜ 定悸止惊、清热利湿。

按摩手法 ｜ 用拇指指腹按揉1~3分钟。

名中医说：

·为了避免呃逆可以少喝豆浆，不要喝含气饮料。突发呃逆的时候还可以选择咀嚼口香糖。

扫码学取穴

按摩力度
适中

按摩时间
1~3分钟

穴位配伍
反胃、呕吐、呃逆：间使配尺泽

一穴多用
用艾条温和灸5~10分钟，可缓解胃痛、呕吐。

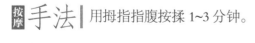
间使

呃逆发作时可用力按揉间使。

力度适中。

中冲穴——苏厥开窍首选穴

中冲位于手厥阴心包经的末端，有开窍、清心、泄热的功效，为人体保健养生的常用穴之一。在现代常用于辅助治疗昏厥、中暑、心绞痛等病症。

扫码学取穴

按摩力度

重力

按摩时间

1~3 分钟

穴位配伍

小儿惊风：中冲配大椎、合谷

名中医说：

·若出现因高热中暑或心脑血管意外引发的意识模糊、言语不清、神经功能紊乱，可急取中冲按压、针刺，甚至放血。

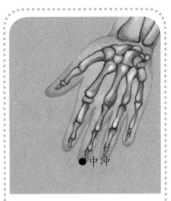

精確定位 在手指，中指末端最高点。

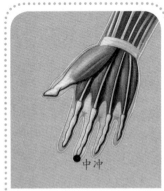

快速取穴 俯掌，在中指尖端的中央取穴。

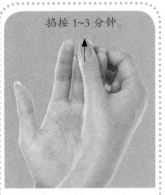

掐按 1~3 分钟。

按摩手法 用拇指指尖掐按 1~3 分钟，力度以有明显的痛感为宜。

穴位功效 中冲有涤痰开窍、清热消肿、苏厥醒神、通络止痛的功效，主治心痛、心烦、晕厥、中暑、高血压、耳鸣、耳聋、小儿夜啼、小儿惊风等。

少冲穴——保养心脏的要穴

少冲属于手少阴心经的井穴，故心脏疾患以及由心所主管的神经、精神功能异常时，如焦虑、忧郁、心情烦躁、沉默不语等症状，皆可选择少冲作为治疗用穴，以刺激大脑皮层，阻断恶劣情绪的蔓延与发展。

精准定位｜在手指，小指末节桡侧，指甲根角侧上方 0.1 寸（指寸）。

快速取穴｜伸小指，沿指甲底部与指甲桡侧引线交点处即是。

穴位主治｜癫狂、热病、中风、心脏病、昏迷、目黄、胸痛。

穴位功效｜开窍醒脑、祛风止痉。

按摩手法｜用拇指指尖掐按 1~3 分钟，力度以有明显痛感为宜。

名中医说：
·保养心脏在日常生活中还要多注意休息，忌吃油腻食物。

扫码学取穴

按摩力度
重力

按摩时间
1~3 分钟

穴位配伍
昏厥：少冲配太冲、中冲

一穴多用
用艾条温和灸 5~10 分钟，可辅助治疗癫狂。

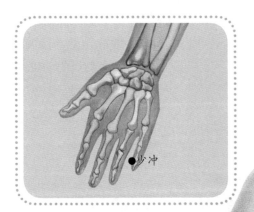
少冲也常被用作心脏病的急救穴。

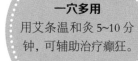
可用力掐按。

劳宫穴——安神、解疲劳

劳宫是治疗人体心病的主要穴位之一，属手厥阴心包经，五行属火，具有清心火、安心神的作用，主要用于辅助治疗失眠、神经衰弱、精神烦躁等症状。

扫码学取穴

按摩力度
稍重

按摩时间
1~3 分钟

穴位配伍
中暑：劳宫配
水沟

名中医说：

·劳，指劳苦、劳作。宫，王者之所居。手司劳作，穴在手掌中央，为手部贵重之处，能治妨碍手部劳作诸病。

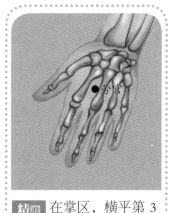

精准定位 在掌区，横平第 3 掌指关节近端，第 2、3 掌骨之间偏于第 3 掌骨。

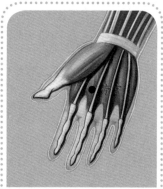

快速取穴 握拳屈指，中指尖所指掌心处，按压有酸痛感处即是。

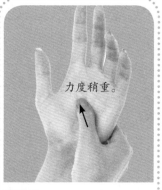

力度稍重。

按摩手法 用拇指反复按压另一只手劳宫 1~3 分钟。

穴位功效 劳宫有散热燥湿、清心泻热、除湿和胃、凉血息风的功效，主治昏迷、晕厥、中暑、心痛、痫症、口舌生疮、口臭、鹅掌风等。

丰隆穴——除湿化痰

中医认为"百病皆由痰作祟"，人生气时，气就停留在某处，气滞则血瘀，代谢就会缓慢，慢慢就结成了痰。而丰隆可除痰湿、清经络，从而保障人体的健康。

精准定位｜在小腿外侧，外踝尖上 8 寸，胫骨前肌的外缘。

快速取穴｜小腿前外侧，外踝尖上 8 寸，距胫骨前缘 1.5 寸处即是。

穴位主治｜癫狂、便秘、水肿、头痛、眩晕、咳嗽、痰多、支气管哮喘、下肢痿痹等。

穴位功效｜健脾化痰、和胃降逆。

按摩手法｜用指腹按揉 200 次。

名中医说：
· 丰隆是燥湿化痰的重要穴位，既能治疗手太阴肺经的病症，如咳嗽、痰多；又可治足太阴脾经的病症，如高脂血症、肥胖症、便秘。

扫码学取穴

按摩力度
较重

按摩次数
200 次

穴位配伍
咳嗽痰多：
丰隆配肺俞、
尺泽

一穴多用
用火罐留罐 5~10 分钟，可缓解下肢疼痛。

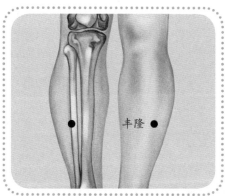

丰隆处的肉厚而硬，按揉时可用按摩棒，或用食指节重按。

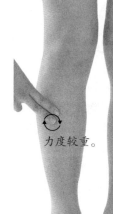

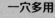
力度较重。

光明穴——除目赤、助视力

光，光照；明，明亮。光明即光亮与天气清净之意，能使头脑清晰，目见光明也。光明归属于胆经，同时又与肝经联络，调肝养目的功效很强，对缓解眼疾很有效。

扫码学取穴

按摩力度
稍重

按摩时间
1~3 分钟

穴位配伍
白内障：光明
配合谷、睛明

名中医说：

·日常生活中用眼需注意休息以及用眼卫生，光明还可以搭配睛明、承泣一起按摩。

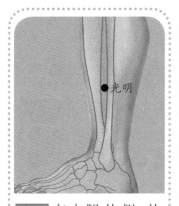

光明

精准定位 在小腿外侧，外踝尖上 5 寸，腓骨前缘。

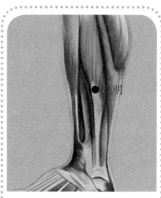

光明

快速取穴 先找到悬钟（见84 页），其上 3 横指，腓骨前缘即是。

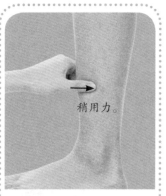

稍用力。

按摩手法 用拇指按压 1~3 分钟。

穴位功效 光明有疏肝补脾、行气止痛的功效，主治热病汗不出、目痛、老年白内障、青光眼、夜盲、乳胀痛、膝痛等。

公孙穴——健脾和胃

公孙是足太阴脾经之络穴，能健脾开胃，又是八脉交会穴之一，总督脾经和冲脉，统领全身，其调节的问题多体现在胸腹部。

精准 定位 | 在跖区，第1跖骨底的前下缘赤白肉际处。

快速 取穴 | 足大趾与足掌所构成的关节内侧，弓形骨后端下缘凹陷处即是。

穴位 主治 | 腹胀、腹痛、心痛、胃痛、胸痛等。

穴位 功效 | 理气和胃、涩肠止泻。

按摩 手法 | 用拇指指腹向内按压1~3分钟，力度以有酸痛感为宜。

名中医说：

· 公孙为治疗脾胃疾病的重要穴位，长期坚持按摩公孙有健脾开胃、通调冲脉、消除痞疾之功。

扫码学取穴

按摩力度
重力

按摩时间
1~3分钟

穴位配伍
呕吐、眩晕：
公孙配膻中、
内关

一穴多用
用艾条温和灸5~10分钟，可辅助治疗胃痛、呕吐、水肿。

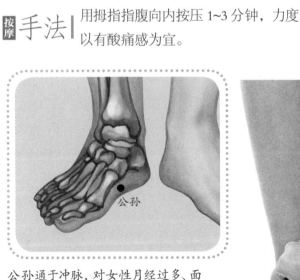

公孙

公孙通于冲脉，对女性月经过多、面色萎黄也有一定疗效。

力度重。

丘墟穴——疏肝理气

丘墟，为足少阳胆经的原穴，原穴与人体的原（元）气有关，对人体健康具有非常重要的作用。丘墟既能用来诊断相关经络、脏腑的疾病，又可治疗所属经络与脏腑的疾病，具有诊断和治疗的双重作用。

扫码学取穴

按摩力度
较重

按摩次数
200 次

穴位配伍
踝跟足痛：丘墟配昆仑

名中医说：

·经常按摩，可以促进足少阳胆经气血疏通，脉络流畅。

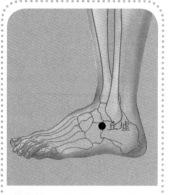

精准定位 在踝区，外踝的前下方，趾长伸肌腱的外侧凹陷中。

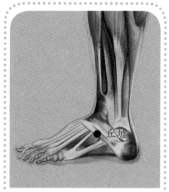

快速取穴 脚掌背伸，足背可见明显趾长伸肌腱，其外侧、足外踝前下方凹陷处即是。

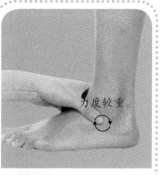

按摩手法 用拇指指腹按摩200 次。

力度较重。

穴位功效 丘墟有通经活络、疏肝理气的功效，主治髋关节疼痛、腰胯痛、胸胁疼痛、外踝肿痛、颈项痛等。

行间穴——清热泻肝火

作为足厥阴肝经上的要穴，行间的主要作用之一就是"泻肝火、疏气滞"，用于辅助治疗肝火旺盛引起的头痛、目赤、失眠等症状，并且对肝气郁滞引起的胁痛、呃逆、月经不调等病症的治疗效果也很明显。

精准 定位 | 在足背，第 1、2 趾间，趾蹼缘后方赤白肉际处。

快速 取穴 | 坐位，在足背部第 1、2 趾之间连接处的缝纹头处即是。

穴位 主治 | 头痛、目赤、失眠、耳鸣、阳痿、月经不调等。

穴位 功效 | 清热消肿、缓急止痛。

按摩 手法 | 一边吐气，一边用拇指指腹强压穴位 2~3 分钟。

名中医说：

·五行中肾水为母、肝木为子，按照"虚者补其母，实者泻其子"的原则，肾内之火也可由行间而泻。

扫码学取穴

按摩力度
较重

按摩时间
2~3 分钟

穴位配伍
头痛：行间配太阳、合谷

一穴多用
用艾条温和灸 2~3 分钟，可辅助治疗崩漏、阳痿。

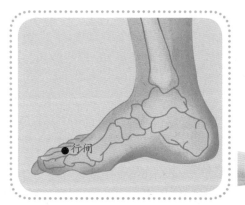
●行间

每天洗脚用柔软的毛巾擦拭行间及脚部，有助缓解疲劳。

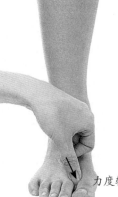
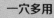
力度较重。

内庭穴——除胃火

五行之中胃为阳土，若是过多食用辛辣温热之品，容易造成胃火炽盛，引发头痛、面部痤疮、酒渣鼻、口腔溃疡、牙痛等症状，此时就可取内庭，引火下行，通降胃气。

扫码学取穴

按摩力度
稍重

按摩时间
1~3 分钟

穴位配伍
牙龈肿痛：内庭配合谷

名中医说：

·如经常两胁疼痛、口苦，多是肝火旺；如经常口腔溃疡、鼻出血，尤其是舌尖长疮，多是心火盛，皆宜多按摩内庭。

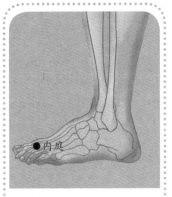

精准定位 在足背，第2、3趾间，趾蹼缘后方赤白肉际处。

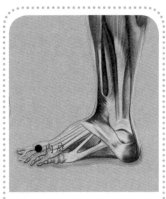

快速取穴 足背第2、3趾之间，皮肤颜色深浅交界处即是。

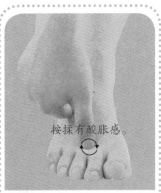

按揉有酸胀感。

按摩手法 用拇指指腹按揉1~3分钟。

穴位功效 内庭有清热泻火、理气和血的功效，主治齿痛、头面痛、咽喉肿痛、足背肿痛等。

印堂穴——提神醒脑

印堂处的气色可以反映人的精力、体质、心理等多方面信息。生活安逸，印堂就会充满光泽。反之，若过度疲劳、长期处于亚健康状态，印堂就会晦暗。

精准 定位 | 在头部,两眉毛内侧端中间的凹陷中。

快速 取穴 | 两眉头连线中点处即是。

穴位 主治 | 失眠、头痛、眩晕、过敏性鼻炎、三叉神经痛等。

穴位 功效 | 清脑健神、舒心宁志、明目去翳、祛风通窍。

按摩 手法 | 用中指指腹按揉 2~3 分钟。

名中医说:

·中医认为大脑为"清窍"，清阳要升，浊阴宜降，因此若能经常按摩印堂，可调和气血、升清降浊。

扫码学取穴

按摩力度
适中

按摩时间
2~3 分钟

穴位配伍
高血压:印堂配曲池、足三里、丰隆

一穴多用
当感冒、发热、头痛时，可用刮痧板在印堂处刮至微红，不出痧也可。

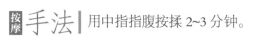

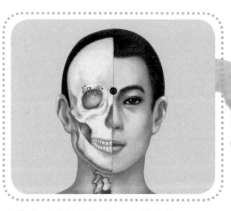

头晕时及时按揉印堂可缓解眩晕。

力度适中。

鱼腰穴——改善目胀酸痛

鱼腰，在眼睛上方，眉毛中间，可以治疗眼部的疾患，用于改善疲劳造成的头痛，消除眼部的水肿、黑眼圈等。刺激该穴可放松眼睛的上半部分，缓解肌肉紧张，促进眼周的血液循环。

扫码学取穴

按摩力度
轻柔

按摩时间
1~3分钟

穴位配伍
目赤肿痛、青少年假性近视：鱼腰配风池、睛明、太阳、攒竹、合谷

名中医说：

·由于眼睛周围为人体皮肤最薄的部位，按压手法应当轻柔。

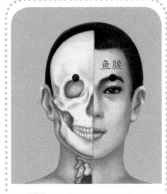

精准定位 在头部，瞳孔直上，眉毛中。

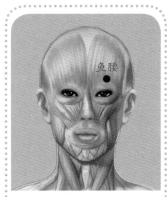

快速取穴 直视前方，从瞳孔直上眉毛中即是。

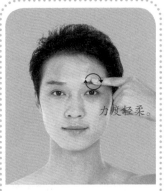

按摩手法 用食指指腹按揉鱼腰1~3分钟。

穴位功效 鱼腰有清热消肿、散瘀止痛、疏经提肌的功效，主治目赤肿痛、眼睑下垂、近视、急性结膜炎等。

四白穴——祛风明目

四白属胃经，位于面部，刺激四白，就可以把气血引至头面部，从而改善头面部的血液循环和新陈代谢，对各种眼部疾病有很好的疗效，也可以使肌肤变得细腻。

精准 定位 | 在面部，眼眶下孔处。

快速 取穴 | 食指、中指伸直并拢，中指贴于两侧鼻翼，食指指尖所按有一凹陷处即是。

穴位 主治 | 目赤痛痒、迎风流泪、眼睑瞤动、口眼㖞斜、头痛目眩等。

穴位 功效 | 清热解毒、祛风明目、通经活络。

按摩 手法 | 用指腹按揉 1~3 分钟。

名中医说：

·我们常做的眼保健操中就有按摩四白一节，对于上学的孩子，可按摩四白预防近视；对于中年人可缓解黑眼圈；对于老年人，可以缓解老花眼。

扫码学取穴

按摩力度
轻柔

按摩时间
1~3 分钟

穴位配伍
口眼㖞斜：
四白配阳白、
颊车

一穴多用
用艾条温和灸 5~10 分钟，可美白养颜。

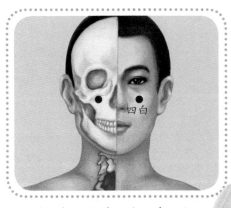

四白

用力宜轻柔。

四白对缓解三叉神经痛也有一定疗效。

大陵穴——腕关节不再麻木

大陵隶属于手厥阴心包经的穴位，是心包经的原穴，主要作用于心神、脾胃、头目疾患及腕关节周围软组织损伤等。

扫码学取穴

按摩力度
适中

按摩时间
1~3 分钟

穴位配伍
心绞痛：大陵
配心俞

名中医说：

·腕关节出现麻木的人应多活动手腕，日常按摩大陵，忌提重物、忌用力。

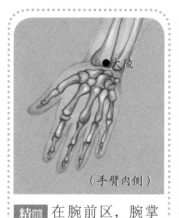

（手臂内侧）

精准定位 在腕前区，腕掌侧远端横纹中，掌长肌腱与桡侧腕屈肌腱之间。

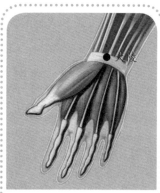

快速取穴 微屈腕握拳，在腕横纹上，两条索状大筋之间即是。

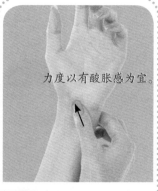

力度以有酸胀感为宜。

按摩手法 用拇指指尖按压大陵 1~3 分钟。

穴位功效 大陵有涤痰开窍、和胃降逆、清热凉血、宁心安神的功效，主治黄疸、食欲不振、手指麻木、高血压、小儿惊风等。

少商穴——泻热开窍

少商为肺经井穴，是人体肺经最末的一个穴，以肺的经气从脏走手而言，肺气至此已经微弱，尚属幼小，故刺激此穴能泻热开窍，对感冒发热有很好的疗效。

精准 定位 | 在手指，拇指末节桡侧，指甲根角侧上方 0.1 寸。

快速 取穴 | 将拇指伸直，沿拇指指甲桡侧缘和下缘各作一切线，两线交点处。

穴位 主治 | 咳嗽、咽喉肿痛、慢性咽炎、扁桃体炎、中风昏迷、小儿惊风、感冒等。

穴位 功效 | 解表清热、通利咽喉。

按摩 手法 | 用指甲尖掐揉，每次 1~3 分钟。

名中医说：

· 少商属手太阴肺经，咽喉为肺之门户，所以治疗急性的咽喉肿痛，也多取少商。

扫码学取穴

按摩力度
较重

按摩时间
1~3 分钟

穴位配伍
晕厥：少商配水沟、足三里

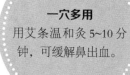

一穴多用
用艾条温和灸 5~10 分钟，可缓解鼻出血。

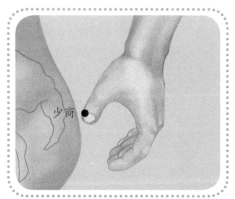

掐揉少商也可止嗝。

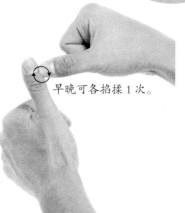

早晚可各掐揉 1 次。

前谷穴——可泻火、治口疮

中医认为，口疮多为湿热虚火所致，系发生于口腔黏膜的溃疡性病症，具有复发性。前谷可辅助治疗口疮。

扫码学取穴

按摩力度
轻柔

按摩时间
1~3 分钟

穴位配伍
耳鸣：前谷配
耳门、翳风

名中医说：

·按摩治疗的同时，应配合服用清热解毒类的药物，以达到尽快治愈口疮的目的。

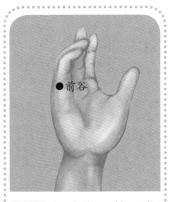

精准定位 在手指，第 5 掌指关节尺侧远端赤白肉际凹陷中。

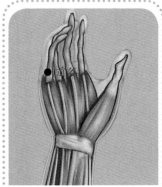

快速取穴 握拳，小指掌指关节前有一皮肤皱襞突起，其尖端处即是。

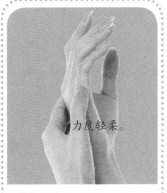

力度轻柔。

按摩手法 用拇指揉按 1~3 分钟。

穴位功效 前谷有清利头目、安神定志的功效，主治头项急痛、掌指关节红肿、手指痒麻、口腔溃疡、腮腺炎、乳腺炎等。

冲阳穴——调节肠胃功能

冲阳，作为足阳明胃经的原穴，是体内肠胃中原气在经络和体表上一个非常重要的反应点。因此，该穴对于胃肠功能的调节和相关疾病的防治具有诊断和治疗的双重作用。

精准 定位｜在足背，第2跖骨基底部与中间楔状骨关节处，可触及足背动脉。

快速 取穴｜足背最高处，两条肌腱之间，按之有动脉搏动感处即是。

穴位 主治｜腹胀、口眼㖞斜、牙痛等。

穴位 功效｜和胃化痰、消肿止痛。

按摩 手法｜用拇指指腹用力按压，每次1~3分钟。

名中医说：
· "养胃用冲阳，吃饭特别香"。冲阳是胃经的原穴，主治消化系统疾病，如胃痉挛、胃炎、腹胀、腹泻等。

扫码学取穴

按摩力度
重力

按摩时间
1~3分钟

穴位配伍
腹胀：冲阳配太白

一穴多用
用火罐留罐5~15分钟，可缓解胃痛。

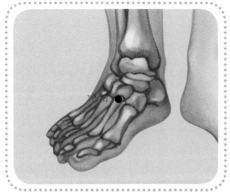
按压冲阳还有助于放松心情。

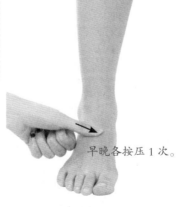
早晚各按压1次。

阳陵泉穴——改善口苦、口干

中医认为，人的情志除了与心有关外，还与肝胆密切相关。由于阳陵泉归属于胆经，所以情绪烦躁、抑郁不欢、沉默寡言或因胆病出现的口苦、呕宿汁等，皆可取阳陵泉进行治疗。

扫码学取穴

按摩力度
适中

按摩时间
5~10 分钟

穴位配伍
胸胁痛：阳陵
泉配大包

名中医说：

·阳陵泉是筋之会穴，为筋气聚会之所，故是治疗筋病的要穴，具有舒筋和壮筋的作用。

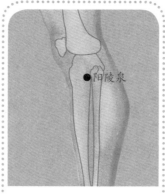

精准定位 在小腿外侧，腓骨头前下方凹陷中。

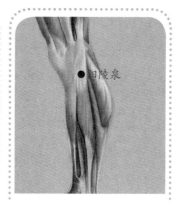

快速取穴 屈膝 90°，膝关节外下方，腓骨头前下方凹陷处即是。

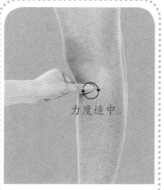

力度适中。

按摩手法 用拇指指腹按揉 5~10 分钟。

穴位功效 阳陵泉有疏肝利胆、舒筋活络、强健腰膝的功效，主治胸胁支满、胁肋疼痛、呕吐胆汁、寒热往来、头痛、腰痛、半身不遂、膝股疼痛、下肢麻木、黄疸、胆结石、膝关节炎、腿抽筋等。

章门穴——平抚腹胀

章门是肝脏之气在胸腹部的输注之处，肝气过于旺盛，会造成消化不良、腹泻等不适症状，所以治腹胀可以选择章门。

精准 定位 | 在侧腹部，第 11 肋游离端的下际。

快速 取穴 | 正立，屈肘合腋，肘尖所指处，按压有酸胀感处即是。

穴位 主治 | 腹痛、腹胀、胸胁痛、呕吐、打嗝、腹泻等。

穴位 功效 | 温运脾阳、温经散寒、理气散结。

按摩 手法 | 用拇指指腹按揉 3~5 分钟。

名中医说：
·腹胀、腹泻需要多休息、多摄入菜粥，忌吃冷饮、黏食、辛辣食物等。

扫码学取穴

按摩力度
轻柔

按摩时间
3~5 分钟

穴位配伍
腹胀、腹痛：
章门配中脘、气海、足三里

一穴多用
用艾条温和灸 5~10 分钟，可辅助治疗胸胁痛、泄泻等。

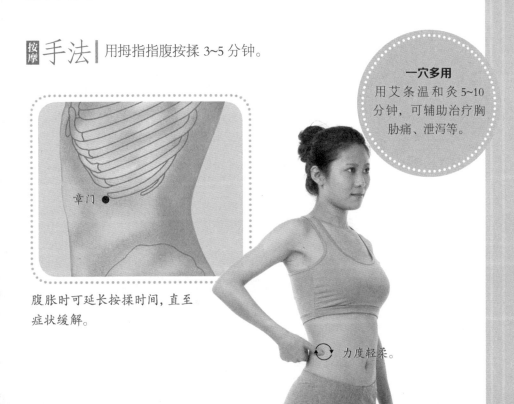

章门

腹胀时可延长按揉时间，直至症状缓解。

力度轻柔。

水分穴——理气止痛

以穴位治疗水系之病，选择水分十分合适，因它可将益肺、健脾、补肾、疏通任脉、利水化湿、消肿集于一体。

扫码学取穴

按摩力度
适中

按摩时间
1~3 分钟

穴位配伍
腹水、水肿：
水分配脾俞、
肺俞、足三里、
三阴交

名中医说：

· 预防腹痛要多食易消化食物，忌劳累、忌食生冷、忌酒、忌油腻食物。

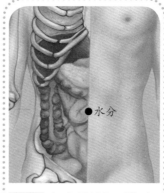

●水分

精准定位 在上腹部，脐中上 1 寸，前正中线上。

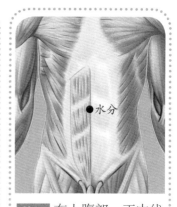

●水分

快速取穴 在上腹部，正中线上，肚脐中央向上 1 拇指同身寸即是。

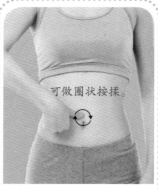

可做圈状按揉。

按摩手法 用拇指指腹按揉 1~3 分钟。

穴位功效 水分有理气止痛、通利小便的功效，主治水肿、泄泻、腹痛、肠鸣等。

中脘穴——促消化

作为胃的募穴，中脘最能反映胃的运化功能和疾病状况。中医常说"有胃气则生，无胃气则死"，经常按压中脘，能促进消化，有益于营养物质的吸收与代谢。

精准 定位 | 在上腹部，脐中上4寸，前正中线上。

快速 取穴 | 在上腹部正中线上，肚脐与剑胸结合的中点。

穴位 主治 | 胃痛、小儿厌食、呕吐、急性肠胃炎、脂肪肝等。

穴位 功效 | 和胃健脾、降逆止呕。

按摩 手法 | 用拇指指腹按揉，力度以有酸胀感为宜。

名中医说：

·用角刮法刮拭中脘，以出痧为度，也可缓解腹胀、呕吐等。

扫码学取穴

按摩力度
适中

按摩时间
3~5分钟

穴位配伍
腹痛、腹胀、腹泻、痢疾：中脘配公孙、内关、足三里、胃俞

一穴多用
用火罐留罐5~10分钟，可辅助治疗腹痛、胃痛等疾病。

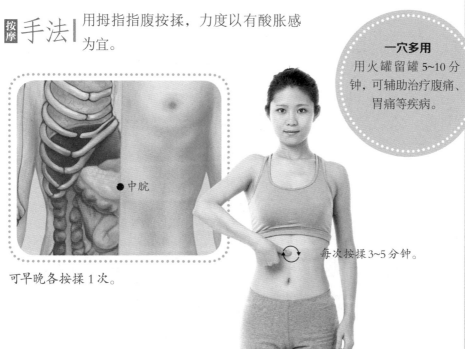

● 中脘

每次按揉3~5分钟。

可早晚各按揉1次。

中极穴——缓解尿频、尿痛

中极是膀胱经的募穴，主管尿液的排泄，故对泌尿系统疾病有一定的疗效。

扫码学取穴

按摩力度
适中

按摩时间
1~3 分钟

穴位配伍
阳痿、月经不
调：中极配肾
俞、关元、三
阴交

名中医说：

·中极是任脉在
脐下的主要穴位
之一，对男女性
生殖系统有保健
作用。

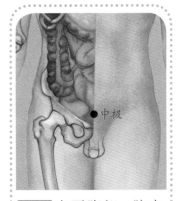

精准定位 在下腹部，脐中下 4 寸，前正中线上。

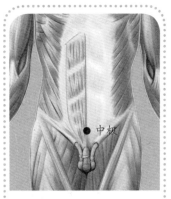

快速取穴 在下腹部正中线上，耻骨联合上缘直上 1 横指。

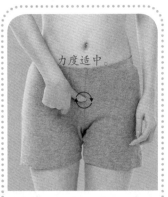

按摩手法 用拇指指腹按揉 1~3 分钟。

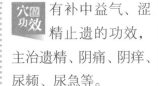

穴位功效 有补中益气、涩精止遗的功效，主治遗精、阴痛、阴痒、尿频、尿急等。

身柱穴——止咳平喘

身柱归属督脉。颈、胸、腰、四肢等部位的不适与病痛，可反馈到相应的神经节段。在背部相应神经节段（督脉）上指压，可以治疗颈、胸、腰、四肢的疾病。

精准 定位 | 在脊柱区，第 3 胸椎棘突下凹陷中，后正中线上。

快速 取穴 | 两侧肩胛下角连线与后正中线相交处向上推 4 个椎体，下缘凹陷处即是。

穴位 主治 | 咳嗽、气喘、腰脊强痛、神经衰弱、身热头痛等。

穴位 功效 | 止咳平喘、安神定志。

按摩 手法 | 用指尖按揉 3~5 分钟。

名中医说：
·身柱位于上背部，内联络心肺，因此主要用于胸肺、外感及心神疾患等。

扫码学取穴

按摩力度
适中

按摩时间
3~5 分钟

穴位配伍
咳嗽：身柱配大椎、肺俞

一穴多用
用艾条温和灸 5~10 分钟，可缓解后背冷痛。

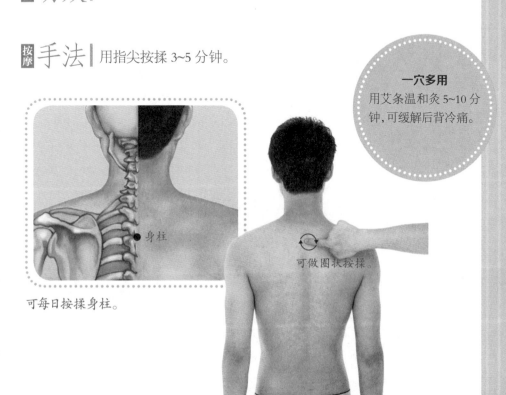

可每日按揉身柱。

身柱

可做圈状按揉。

长强穴——调理肠道

长强，又名"气之阴郄"。郄是空隙的意思，郄处常常是经脉曲折、气血汇聚深入的地方。按压长强，可治疗会阴之疾，骶尾之病，还可调节阴阳的平衡，促进任督两脉经气的流通。

扫码学取穴

按摩力度
适中

按摩时间
1~3 分钟

穴位配伍
脱肛：长强配百会、大肠俞、承山

名中医说：

·便秘、痔疮患者在日常生活中不要吃辛辣食品，多喝水，养成定时排便的习惯。

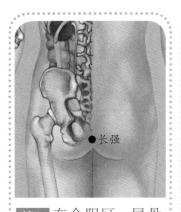

精准定位 在会阴区，尾骨下方，尾骨端与肛门连线的中点处。

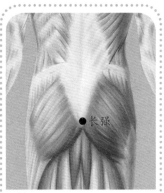

快速取穴 在尾骨端下，尾骨端与肛门连线中点处即是。

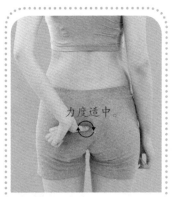

力度适中。

按摩手法 用指腹按揉 1~3 分钟。

穴位功效 长强有调理肠道、通淋止痛、安神止痉的功效，主治泄泻、便秘、便血、痔疮、脱肛、女阴瘙痒、白带过多、阴囊湿疹等。

天井穴——活血化瘀

爱生气的人容易气结血瘀，天井是手臂上的"消气穴"，是活血化瘀、疏肝散结的要穴。

精准 定位 | 在肘后区，肘尖上 1 寸凹陷中。

快速 取穴 | 屈肘，肘尖直上 1 横指凹陷处即是。

穴位 主治 | 前臂酸痛、淋巴结核、落枕、偏头痛等。

穴位 功效 | 活血化瘀、疏肝散结、清肝泻火。

按摩 手法 | 用指腹按揉 1~3 分钟。

名中医说：

·淋巴结核患者日常生活中应多摄入蔬菜，清淡饮食，忌食辛辣，常按摩。

扫码学取穴

按摩力度
轻柔

按摩时间
1~3 分钟

穴位配伍
偏头痛：天井配率谷

一穴多用
用艾条温和灸 5~10 分钟，可辅助治疗咳嗽。

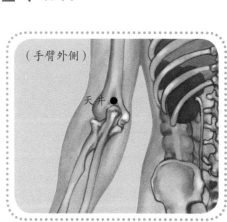

（手臂外侧）

天井

可每天早晚按揉天井。

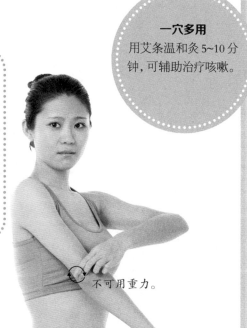

不可用重力。

小海穴——缓解眩晕

小海属于手太阳小肠经，心经与小肠经互为表里，所以，病气虽然是从小肠而泻，实际真正的病源是在心。头痛目眩、失眠多梦、牙龈肿痛等病症，实际上是心火上炎所致。因此，可借小肠经清热泻火。

扫码学取穴

按摩力度
适中

按摩时间
1~3分钟

穴位配伍
肘臂疼痛：小海配手三里

名中医说：

· 小海是小肠经合穴，小肠经脉所过部位的诸病，皆可以取小海进行调理，此穴是人体养生保健的一个要穴。

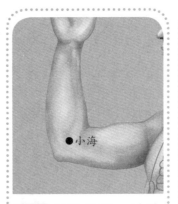

精准定位 在肘后区，尺骨鹰嘴与肱骨内上髁之间凹陷中。

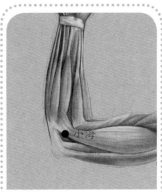

快速取穴 屈肘，肘尖最高点与肘部内侧高骨最高点间凹陷处即是。

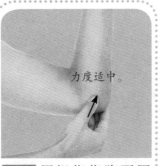

按摩手法 用拇指指腹下压1~3分钟。

穴位功效 小海有安神定志、平肝潜阳的功效，主治目眩、耳聋、颊肿、颈项痛、贫血眩晕等。

列缺穴——宣肺解表

列缺为手太阴肺经的络穴，八脉交会穴之一，可宣肺解表、利气止痛，所以经脉所经过地方的疾病，如头痛、齿痛、咽喉痛等可以选列缺治疗。

扫码学取穴

精准定位 | 在前臂，腕掌侧远端横纹上 1.5 寸，拇长展肌腱沟的凹陷中。

快速取穴 | 两手虎口相交，一只手食指压另一只手桡骨茎突上，食指尖到达处即是。

穴位主治 | 咳嗽气喘、偏头痛、头痛、咽喉痛、落枕等。

穴位功效 | 宣肺解表、利气止痛、止咳平喘、通经活络。

按摩手法 | 用拇指指腹揉按或用拇指指尖掐按。

名中医说：

·列缺归于手太阴肺经，又通于任脉。故列缺除了可治疗呼吸系统的病症外，还可调理任脉的相关疾病，如小便涩痛、尿血等。

按摩力度
重力

按摩时间
1~3 分钟

穴位配伍
咽喉疼痛：
列缺配照海

一穴多用
用艾条温和灸 5~10 分钟，可缓解桡骨茎突腱鞘炎。

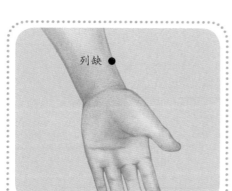

列缺

可在咳嗽时揉按列缺，直至缓解为宜。

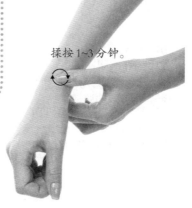

揉按 1~3 分钟。

图书在版编目（CIP）数据

人体大药房：150个保健穴位 / 刘乃刚主编 . -- 南京：江苏凤凰科学技术出版社 , 2019.10
（汉竹·健康爱家系列）
ISBN 978-7-5713-0400-3

Ⅰ . ①人… Ⅱ . ①刘… Ⅲ . ①穴位按压疗法－图解 Ⅳ . ① R245.9-64

中国版本图书馆 CIP 数据核字 (2019) 第 109922 号

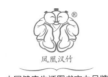

中国健康生活图书实力品牌

人体大药房：150 个保健穴位

主　　　编	刘乃刚	
责 任 编 辑	刘玉锋　黄翠香	
特 邀 编 辑	张　瑜　杨晓晔　仇　双	
责 任 校 对	郝慧华	
责 任 监 制	曹叶平　刘文洋	

出 版 发 行	江苏凤凰科学技术出版社
出版社地址	南京市湖南路 1 号 A 楼，邮编：210009
出版社网址	http://www.pspress.cn
印　　　刷	南京新世纪联盟印务有限公司

开　　　本	720 mm × 1 000 mm　1/16
印　　　张	12
字　　　数	200 000
版　　　次	2019 年 10 月第 1 版
印　　　次	2019 年 10 月第 1 次印刷

标 准 书 号	ISBN 978–7–5713–0400–3
定　　　价	29.80 元（附赠：五脏保健穴挂图）

图书如有印装质量问题，可向我社出版科调换。